权威·前沿·原创

皮书系列为
"十二五""十三五""十四五"时期国家重点出版物出版专项规划项目

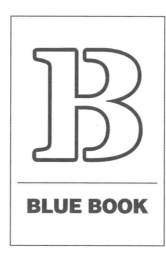

BLUE BOOK

智 库 成 果 出 版 与 传 播 平 台

互联网医疗蓝皮书

BLUE BOOK OF INTERNET HEALTHCARE

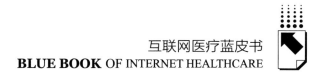

中国互联网医疗发展报告（2022~2023）

ANNUAL REPORT ON CHINA'S INTERNET HEALTHCARE DEVELOPMENT（2022-2023）

医疗健康大数据

主 编／毛振华

社会科学文献出版社
SOCIAL SCIENCES ACADEMIC PRESS（CHINA）

图书在版编目（CIP）数据

中国互联网医疗发展报告 . 2022-2023：医疗健康大
数据／毛振华主编 . --北京：社会科学文献出版社，
2023.11
　（互联网医疗蓝皮书）
　ISBN 978-7-5228-2608-0

　Ⅰ.①中…　Ⅱ.①毛…　Ⅲ.①互联网络-应用-医疗
保健事业-研究报告-中国-2022-2023　Ⅳ.
①R199.2-39

中国国家版本馆 CIP 数据核字（2023）第 193268 号

互联网医疗蓝皮书

中国互联网医疗发展报告（2022~2023）
　——医疗健康大数据

主　　编／毛振华

出 版 人／冀祥德
责任编辑／高　雁
文稿编辑／王雅琪
责任印制／王京美

出　　版／社会科学文献出版社·经济与管理分社（010）59367226
　　　　　　地址：北京市北三环中路甲 29 号院华龙大厦　邮编：100029
　　　　　　网址：www.ssap.com.cn
发　　行／社会科学文献出版社（010）59367028
印　　装／天津千鹤文化传播有限公司

规　　格／开　本：787mm×1092mm　1/16
　　　　　　印　张：14.5　字　数：189 千字
版　　次／2023 年 11 月第 1 版　2023 年 11 月第 1 次印刷
书　　号／ISBN 978-7-5228-2608-0
定　　价／158.00 元

读者服务电话：4008918866

编　委　会

主要编撰者简介

毛振华　中诚信集团董事长、创始人，中国人民大学经济研究所所长，武汉大学董辅礽经济社会发展研究院院长。在宏观经济、资本市场、信用评级理论和健康经济学等方面有较多的研究成果，出版了《双底线思维：中国宏观经济政策的实践和探索》《企业扩张与融资》《十年宏观，十年政策，十年理论："中国宏观经济论坛"十周年》《资本化企业制度论》《信用评级前沿理论与实践》等专著，并主持编撰了中国首部《健康经济学》教科书。

摘　要

2022~2023 年，在互联网技术不断发展、疫情防控政策优化调整的大背景下，互联网医疗相关政策频频出台，进一步推动了整个互联网医疗行业蓬勃发展。互联网医疗的各个模式全面发展，也带动了医疗健康大数据领域的进一步应用，突出表现在临床诊断、药品研发和大健康领域。在新环境下，互联网医疗应顺应市场发展趋势，结合自身特点制定清晰的发展战略。

一方面，互联网医疗领域的发展已经深入人心，形成了较为稳定的发展模式与用户使用习惯。国家也出台了多项政策鼓励互联网医疗的发展，且涉及线上复诊医保结算、处方流转等服务流程，互联网医疗正迎来新的发展机遇。另一方面，互联网医疗在借鉴国际经验并密切结合国内实际情况的基础上，快速应用大数据、人工智能等高新技术助力发展，并聚焦互联网医院这一发展模式，互联网医院开始成为数字经济时代医疗健康行业的数字基础设施。

基于上述发展态势，《中国互联网医疗发展报告（2022~2023）》继续聚焦医疗健康大数据领域，重点研究互联网医疗与医疗健康大数据的应用模式与场景，特别是药品研发、养老、临床治疗、基层医疗、公共卫生等领域，并探讨了互联网诊疗的发展情况，为互联网医疗相关监管部门、行业协会等提供重要决策参考，为医疗健康领域从业人员和机构提供互联网医疗和医疗健康大数据方面的文献素材，为对互联网医疗和医疗健康大数据感兴趣的读者展现该领域近几年的发

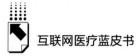
展状况，由此为我国互联网医疗和医疗健康大数据的健康有序发展提供有力支持。

关键词： 互联网医疗　医疗健康大数据　公共卫生

目　录 ⟪⟫

Ⅰ　总报告

Ⅱ　政策篇

Ⅲ　应用篇

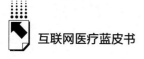
Ⅳ　国际借鉴篇

皮书数据库阅读 **使用指南**

总 报 告

General Report

B.1

2022年互联网医疗与医疗健康大数据行业发展报告

毛振华

摘　要： 2022年是不平凡的一年，在互联网技术发展和疫情防控
政策优化调整的双重驱动下，互联网医疗相关政策频频出
台，促使整个互联网医疗行业蓬勃发展，进而实现了在线
问诊、互联网医院、医药电商、医疗信息化、互联网医疗
保险、医疗健康大数据等实际应用场景的落地。在新环境
下，互联网医疗应顺应市场发展趋势，结合自身特点制定
清晰的发展战略。

关键词： 互联网医疗　医疗健康大数据　互联网科技

互联网医疗行业是主要采用互联网技术，将医疗服务、设备制

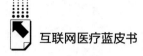
造、移动网络、应用开发、数据技术和保险服务等供应商和服务商整合起来，形成覆盖健康管理、线上诊断、智慧用药和康复等全价值链条的新型行业。随着互联网医疗服务形态更加丰富，未来互联网医疗将会更加注重用户体验和便利性，除了在线问诊、预约挂号等已经比较常见的服务外，还将涌现出更多个性化、全方位、高效的医疗服务。

一 政策标准持续推动互联网医疗与医疗健康大数据行业发展

（一）2022年互联网医疗相关政策标准密集出台

1. 国家宏观层面的政策频频出台

据不完全统计，国家在2022年共发布了近60个与互联网医疗相关的政策标准（见表1）。这些政策标准主要围绕促进互联网医疗服务优化和医疗健康大数据平台建设，深化新场景、新技术应用，推动医疗体系高质量发展等方向展开。

表1　2022年国家出台的互联网医疗相关政策标准

发布日期	名称	发布机构
1月11日	《"十四五"卫生健康标准化工作规划》	国家卫健委
1月12日	《肺结节CT影像辅助检测软件注册审查指导原则(征求意见稿)》	国家药监局
1月12日	《"十四五"数字经济发展规划》	国务院
1月12日	《医疗机构设置规划指导原则（2021—2025年）》	国家卫健委
2月8日	《互联网诊疗监管细则（试行）》	国家卫健委、国家中医药管理局
2月14日	《医疗机构检查检验结果互认管理办法》	国家卫健委、国家中医药管理局、国家医保局、中央军委后勤保障部卫生局

发布日期	名称	发布机构
2月17日	《关于进一步深化推进医保信息化标准化工作的通知》	国家医保局
3月1日	《公立医院改革与高质量发展示范项目实施方案编制提纲》	财政部、国家卫健委
3月2日	《进一步加强卫生健康行业内部审计工作的若干意见》	国家卫健委
3月3日	《"十四五"中医药发展规划》	国务院
3月3日	《关于推进家庭医生签约服务高质量发展的指导意见》	国家卫健委、财政部、人社部、国家医保局、国家中医药管理局、国家疾控局
3月7日	《人工智能医疗器械注册审查指导原则》	国家药监局
3月8日	《基层中医药服务能力提升工程"十四五"行动计划》	国家中医药管理局、国家卫健委、国家发改委、教育部、财政部、人社部、文旅部、国家医保局、国家药监局、中央军委后勤保障部卫生局
3月9日	《医疗器械软件注册审查指导原则(2022年修订版)》	国家药监局
3月9日	《医疗器械网络安全注册审查指导原则(2022年修订版)》	国家药监局
3月18日	《临床营养科建设与管理指南(试行)》	国家卫健委办公厅
3月23日	《关于开展社区医养结合能力提升行动的通知》	国家卫健委、国家发改委、民政部、财政部、住建部、应急部、国家医保局、国家中医药管理局、中国残联
3月30日	《医疗保障基金智能审核和监控知识库、规则库管理办法(试行)》	国家医保局
3月30日	《国家二级公立医院绩效考核操作手册(2022版)》	国家卫健委
3月31日	《有序扩大国家区域医疗中心建设工作方案》	国家发改委、国家卫健委、国家中医药管理局、国务院医改领导小组秘书处

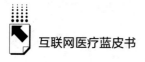

续表

发布日期	名称	发布机构
4月15日	《关于做好支付方式管理子系统DRG/DIP功能模块使用衔接工作的通知》	国家医保局办公室
4月19日	《公立医院运营管理信息化功能指引》	国家卫健委办公厅、国家中医药管理局办公室
4月27日	《"十四五"国民健康规划》	国务院办公厅
4月29日	《全国护理事业发展规划(2021—2025年)》	国家卫健委
5月4日	《深化医药卫生体制改革2022年重点工作任务》	国务院办公厅
5月13日	《国家二级公立医院绩效考核操作手册(2022版)》	国家卫健委
5月26日	《肺结节CT图像辅助检测软件注册审查指导原则》	国家药监局
6月2日	《糖尿病视网膜病变眼底图像辅助诊断软件注册审查指导原则》	国家药监局
6月21日	《国家内分泌代谢病医学中心设置标准》	国家卫健委办公厅
6月21日	《国家内分泌代谢病区域医疗中心设置标准》	国家卫健委
6月29日	《关于推进优抚医院改革发展的意见》	退役军人事务部、财政部、国家发改委、人社部、国家卫健委、国家医保局、中央军委政治部、中央军委后勤保障部
6月30日	《基本医疗保险跨省异地就医直接结算经办规程》	国家医保局、财政部
6月30日	《关于做好2022年城乡居民基本医疗保障工作的通知》	国家医保局、财政部、国家税务总局
7月1日	《人工智能医疗器械质量要求和评价第1部分:术语》	国家药监局
7月1日	《人工智能医疗器械质量要求和评价第2部分:数据集通用要求》	国家药监局

发布日期	名称	发布机构
7月6日	《关于做好2022年基本公共卫生服务工作的通知》	国家卫健委、财政部、国家中医药管理局
7月12日	《〈医疗器械安全和性能基本原则〉符合性技术指南》	国家药监局
7月16日	《乡镇卫生院服务能力标准(2022版)》	国家卫健委、国家中医药管理局
7月16日	《社区卫生服务中心服务能力标准(2022版)》	国家卫健委、国家中医药管理局
7月16日	《村卫生室服务能力标准(2022版)》	国家卫健委、国家中医药管理局
7月18日	《关于进一步推进医养结合发展的指导意见》	国家卫健委、国家发改委、教育部、民政部、财政部、人社部、自然资源部、住建部、应急部、国家市场监管总局、国家医保局
7月29日	《关于加快场景创新以人工智能高水平应用促进经济高质量发展的指导意见》	科技部、教育部、工信部、交通运输部、农业农村部、国家卫健委
7月31日	《公立医院高质量发展评价指标(试行)》	国家卫健委
8月8日	《医疗卫生机构网络安全管理办法》	国家卫健委、国家中医药管理局、国家疾控局
8月12日	《远程监测系统注册审查指导原则(征求意见稿)》	国家药监局
8月12日	《关于支持建设新一代人工智能示范应用场景的通知》	科技部
9月6日	《关于开展全国统一医保信息平台支付方式管理子系统监测点建设工作的通知》	国家医保局办公室
10月8日	《国家检验医学中心设置标准》	国家卫健委办公厅
10月8日	《国家重症医学中心设置标准》	国家卫健委办公厅
10月8日	《国家重症区域医疗中心设置标准》	国家卫健委办公厅

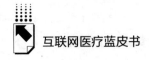

发布日期	名称	发布机构
10 月 12 日	《信息技术服务运行维护第 8 部分:医院信息系统管理要求》	国家标准化管理委员会
10 月 25 日	《卫生健康信息基本数据集编制标准》	国家卫健委
10 月 25 日	《血站信息系统基本功能标准》	国家卫健委
11 月 7 日	《"十四五"全民健康信息化规划》	国家卫健委、国家中医药管理局、国家疾控局
12 月 2 日	《关于构建数据基础制度更好发挥数据要素作用的意见》	中共中央、国务院
12 月 15 日	《扩大内需战略规划纲要（2022—2035 年）》	中共中央、国务院

资料来源:《2022 数字医疗年度创新白皮书》。

作为医疗机构的管理机构，国家卫健委和国家中医药管理局在2022 年发布了多项针对公立医院的政策。比如，《互联网诊疗监管细则（试行）》提出规范互联网诊疗活动，加强监管和防范化解风险，保障互联网医疗服务的安全和质量；《医疗机构检查检验结果互认管理办法》则明确医疗机构以电子病历为核心，建设医院信息平台；医联体牵头医院进一步加强医联体内数据信息的互联互通，实现检查检验结果的互认共享。《公立医院运营管理信息化功能指引》则引导公立医院加强运营管理信息化建设，提出应用框架及功能设计要求。

《扩大内需战略规划纲要（2022—2035 年）》提出，提供多层次医疗健康服务；深化医药卫生体制改革，全面推进健康中国建设；支持社会力量参与提供医疗服务，增加全科和专科医疗服务的有效供给。

《关于构建数据基础制度更好发挥数据要素作用的意见》又称

"数据二十条"。"数据二十条"提出，要建立合规高效、场内外结合的数据要素流通和交易制度，提出若干制度设计，初步形成我国数据基础制度的"四梁八柱"。"数据二十条"的出台，有利于充分激活互联网医疗数据要素价值，赋能互联网医疗数据实体经济发展，推动互联网医疗数据高质量发展。

2. 地方政策频频出台

相对于国家政策的纲要性和指导性，地方政策大多是国家政策的配套，根据国家政策的推行和深入，基于当地实际情况进行改进，逐级分发工作文件且实施。地方政策往往会落实到具体的执行部门，并明确任务分工及时间要求。除此之外，各地也会根据实际，在中央确定的框架下提出自己的目标、创新做法或是试图打造的"亮点"。

从在互联网医疗领域处于全国前列的北京市的情况，不难看出地方政策的特点。比如，《北京市关于推动公立医院高质量发展的实施方案》是对国家有关公立医院高质量发展的一系列政策在北京市的具体落地实施。针对自身的具体情况，北京市也发布了多条有针对性的地方政策。比如，《北京市加快推进安宁疗护服务发展实施方案》提出，要积极探索"互联网+安宁疗护"新模式，通过多种方式提高安宁疗护服务的便捷性。又如，《关于做好2022年医养结合机构服务质量提升行动的通知》提出要加强互联网医疗建设，及时准确填报医养结合服务相关信息，实现机构内老年人各类服务信息互通。此外，《北京市加快推进康复医疗工作实施方案》提到要加强康复医疗信息化建设，创新发展康复医疗服务新模式、新业态、新技术。2022年北京市出台的互联网医疗相关政策见表2。

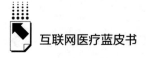

表2　2022年北京市出台的互联网医疗相关政策

发布日期	名称	发布机构
1月25日	《北京市加快推进安宁疗护服务发展实施方案》	北京市卫健委等7部门
3月10日	《2022年北京市基层卫生健康工作要点》	北京市卫健委
3月14日	《2022年北京市疾病预防控制工作要点》	北京市卫健委
4月21日	《2022年北京市居民心理健康体检与心理援助服务项目实施方案》	北京市卫健委
5月10日	《关于开展2022年失能失智老年人管理项目的通知》	北京市卫健委
5月30日	《北京市数字经济全产业链开放发展行动方案》	北京市经信局
6月16日	《关于推进医养结合远程协同服务工作的通知》	北京市卫健委等2部门
6月17日	《关于做好2022年医养结合机构服务质量提升行动的通知》	北京市卫健委等3部门
6月22日	《关于征集"AI+健康协同创新培育"储备项目的通知》	北京市科委等2部门
6月27日	《2022年北京市改善医疗服务行动计划》	北京市卫健委
8月9日	《北京市加快推进康复医疗工作实施方案》	北京市卫健委等8部门
8月12日	《北京市关于推动公立医院高质量发展的实施方案》	北京市人民政府办公厅
9月1日	《关于做好2022年基本公共卫生服务工作的通知》	北京市卫健委等3部门
9月27日	《北京市提升家庭医生签约服务质量与规模工作方案委内分工方案》	北京市卫健委

资料来源:《2022数字医疗年度创新白皮书》。

　　作为国内科技产业的高地,上海市有关互联网医疗的地方政策较为重视产业扶持和发展。《上海市数字经济发展"十四五"规划》提出要在医疗健康等领域打造具有影响力的元宇宙标杆示范应用,并推进健康可穿戴设备在医疗、养老环节的普及应用。《上海建设世界一流"设计之都"的若干意见》提出要聚焦生物医药、医疗器械等产品和技术设计,突破超大规模通用模型、计算框架等人工智能核心算法设计瓶颈，并利用服务设计方案改善就医环境、优化就医流程、提升就医体验。《上海市健康老龄化行动方案（2022—2025年）》则要求推进"互联网+"、人工智能等在老年健康服务中的应用，提升供给效率和水平，促进医疗卫生与为老服务多业态创新融合发展。此外，《上海市关于全面加强药品监管能力建设的实施意见》从监管角度出发，提出要聚焦生物制品（疫苗）、基因药品、细胞药物、中药、人工智能医疗器械、医疗器械新材料、化妆品新原料等领域，开展监管新工具、新标准、新方法的研究应用。2022年上海市出台的互联网医疗相关政策见表3。

表3　2022年上海市出台的互联网医疗相关政策

发布日期	名称	发布机构
1月20日	《上海建设世界一流"设计之都"的若干意见》	上海市经信委等9部门
1月27日	《上海市"便捷就医服务"数字化转型2.0工作方案》	上海市卫健委等8部门
1月29日	《上海市促进养老托育服务高质量发展实施方案》	上海市人民政府办公厅
2月13日	《2022年上海市卫生健康工作要点》	上海市卫健委
2月17日	《上海市标准化发展行动计划》	上海市人民政府
3月18日	《上海城市数字化转型标准化建设实施方案》	上海市人民政府办公厅
6月2日	《关于全面加强药品监管能力建设的实施意见》	上海市人民政府办公厅
6月12日	《上海市数字经济发展"十四五"规划》	上海市人民政府办公厅
6月23日	《上海市加快发展康复医疗服务实施方案》	上海市卫健委等8部门
6月24日	《上海市瞄准新赛道促进绿色低碳产业发展行动方案（2022—2025年）》	上海市人民政府
7月14日	《上海市国家中医药综合改革示范区建设方案》	上海市人民政府办公厅
7月20日	《上海市强化危险废物监管和利用处置能力改革实施方案》	上海市人民政府办公厅
8月22日	《三省一市共建长三角科技创新共同体行动方案（2022—2025年）》	上海市科委等4部门

续表

发布日期	名称	发布机构
9月8日	《关于加快本市康复辅助器具产业发展的实施意见》	上海市人民政府
9月22日	《上海市健康老龄化行动方案(2022—2025年)》	上海市发改委等19部门
9月24日	《上海打造未来产业创新高地发展壮大未来产业集群行动方案》	上海市人民政府
9月26日	《上海市特殊教育三年行动计划(2022—2024年)》	上海市教委等8部门
9月29日	《上海市推进高端制造业发展的若干措施》	上海市人民政府办公厅
10月7日	《关于开展上海市公立医院高质量发展试点工作的通知》	上海市深化医改领导小组办公室
10月24日	《上海市战略性新兴产业发展专项资金管理办法》	上海市发改委等2部门

资料来源:《2022数字医疗年度创新白皮书》。

　　浙江省2022年发布的政策颇为务实。以患者为中心,尽可能地通过"一站式"服务提升医疗服务的便利性。《关于深化数字政府建设的实施意见》提出要提升普惠均等的公共服务能力。同时,多条政策都强调了对信息化基础的重视和应用,建立电子健康档案,实现数据互联互通。《浙江省老年健康服务专项行动实施方案(2022—2025年)》和《浙江省"十四五"特殊教育发展提升行动计划》也都不约而同地提出要加快推进多部门、多单位的数字化应用和业务数据归集,推动健康信息跨部门、跨区域共享。此外,浙江省也是我国医保信息化的"领头羊"。无论是DRG(疾病诊断相关分组),还是APG(门诊按人头包干结合门诊病例分组),浙江省都是国内率先开始试点医保支付方式改革的地区。《浙江省全面推进医保支付方式改革三年行动计划》就显示了浙江省在DRG及APG等医保支付方式改革上的领先地位。2022年浙江省出台的互联网医疗相关政策见表4。

表4 2022年浙江省出台的互联网医疗相关政策

发布日期	政策名称	发布机构
1月4日	《浙江省母婴保健专项技术服务管理办法》	浙江省卫健委
1月7日	《浙江省参保城乡居民健康体检管理办法》	浙江省卫健委等3部门
1月17日	《建设杭州国家人工智能创新应用先导区行动计划(2022—2024年)》	浙江省人民政府办公厅
3月29日	《浙江省全面推进医保支付方式改革三年行动计划》	浙江省医保局
5月6日	《浙江省贯彻〈国家残疾预防行动计划(2021—2025年)〉实施方案》	浙江省人民政府办公厅
5月10日	《浙江省老年健康服务专项行动实施方案(2022—2025年)》	浙江省卫健委等2部门
6月16日	《促进生物医药产业高质量发展行动方案(2022—2024年)》	浙江省人民政府办公厅
7月30日	《关于深化数字政府建设的实施意见》	浙江省人民政府
8月28日	《浙江省"十四五"特殊教育发展提升行动计划》	浙江省人民政府办公厅
9月23日	《浙江省国家中医药综合改革示范区建设方案》	浙江省人民政府办公厅
11月17日	《关于推进高水平县级医院建设的实施意见》	浙江省人民政府办公厅
12月9日	《关于推进家庭医生签约服务高质量发展的实施意见》	浙江省卫健委等5部门

资料来源:《2022数字医疗年度创新白皮书》。

加强互联网医疗服务。2022年12月17日,山西省卫健委、山西省药监局印发《关于加强互联网医疗服务保障正常就医秩序的通知》,鼓励医疗机构积极申报和开展互联网医疗服务,鼓励互联网医院与药品零售企业建立电子处方流转系统。该通知明确,二级以上医疗机构可以通过互联网医疗进行首诊,转为常态化防控阶段后,医疗机构和药品零售企业要严格按照规范开展互联网诊疗活动。

部分公立医疗机构提供新冠病毒感染相关症状在线诊疗服务。2022年12月28日,山东省医保局联合山东省卫健委发布《关于做好新型冠状病毒感染互联网医疗保障服务工作的通知》。该通知明确，具备互联网医院资质、互联网诊疗服务资质的公立医疗机构在线提供新冠病毒感染相关症状的首诊服务，按各地现行线下诊疗费价格政策执行；将新冠病毒感染相关症状互联网诊疗费纳入基本医疗保险支付范围，与线下报销政策一致。

持续优化"互联网+"医疗服务医保支付工作，2022 年 12 月 20 日，广东省医保局印发《关于进一步做好新冠肺炎"互联网+"医疗服务医保支付工作的通知》，提出参保人在"互联网+"医疗服务定点医疗机构首诊并开具处方发生的符合规定的诊疗费和药品费，基本医疗保险基金按规定予以支付。

（二）互联网医疗政策的连续性分析

互联网医疗政策的连续性指的是政策在时间上的延续和稳定性。随着互联网技术的不断进步和应用，互联网医疗相关政策也在不断变化和完善，但政策的连续性和稳定性对于行业和用户来说很重要，有利于建立可持续发展的互联网医疗体系和市场。

2018 年 4 月 28 日，国务院发布的《关于促进"互联网+医疗健康"发展的意见》明确指出健全"互联网+医疗健康"服务体系。该意见基本界定了互联网医院的概念和服务范围。该意见提出，鼓励医疗联合体内上级医疗机构借助技术手段向基层医疗机构提供远程会诊、远程心电诊断、远程影像诊断等服务，促进医疗联合体内医疗机构间检查检验结果实时查阅、互认共享。2018 年 7 月 10 日，国家卫健委联合国家中医药管理局发布《关于深入开展"互联网+医疗健康"便民惠民活动的通知》，要求运用互联网技术优化诊疗流程，改善就医体验；鼓励互联网医院为患者在线提供部分常见病、慢性病复诊服务以及随访管理和远程指导，逐步实现患者居家康复和享受便利的复诊服务。2022 年 11 月，国家卫健委发布《"十四五"全民健康信息化规划》，将深化"互联网+医疗健康"服务体系作为"十四五"期间八大主要任务之一，提出了"互联网+家庭医生签约服务""互联网+妇幼健康""互联网+医养服务""互联网+托育服务""互联网+营养健康""互联网+护理服务""互联网+心理健康服务""互联网+药学服务"等新模式，构建覆盖全人群、服务全生命周期、提供全流程管理的医疗卫生服务管理体系。

2022年，国家医保局发布《关于推进新冠肺炎疫情防控期间开展"互联网+"医保服务的指导意见》，这是自2019年9月的《关于完善"互联网+"医疗服务价格和医保支付政策的指导意见》，以及2020年11月的《关于积极推进"互联网+"医疗服务医保支付工作的指导意见》之后，国家医保局发布的第3个互联网医保相关的重要政策文件，旨在指导各地医保部门解决将"互联网+"医疗服务纳入医保协议管理的过程中遇到的一些问题和难点，如签约主体不明确，互联网复诊的病种范围、价格项目不明确等，全面规范"互联网+"医疗服务医保支付工作。

（三）互联网医疗规范化监管政策

随着互联网医疗快速发展，监管政策显得尤为重要。互联网医疗监管政策应该充分保障患者权益，规范医疗行业发展和运营，促进互联网医疗相关科技和服务的进步和发展。

2018年9月14日，国家卫健委发布了3个有关"互联网+"医疗服务的政策文件：《互联网诊疗管理办法（试行）》《互联网医院管理办法（试行）》《远程医疗服务管理规范（试行）》。这些政策文件明确了互联网医院概念、服务范围、准入流程、监管及法律责任，将"互联网+"医疗服务分为远程医疗、互联网诊疗活动、互联网医院3类。总体来看，医疗领域应用互联网开展的业务可以分为两大类，一类是涉及诊断、治疗的医疗核心业务；另一类以健康咨询、信息服务为主，属于医疗服务的辅助、支持范畴。

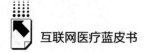

2018年10月，国家卫健委办公厅印发的《关于印发进一步改善医疗服务行动计划（2018—2020年）考核指标的通知》首次提出了对远程医疗制度进行考核的要求，将远程会诊、远程影像、远程超声、远程心电、远程病理、远程查房、远程监护、远程培训、远程健康监测、远程健康教育纳入考核范围。

2022年2月，国家卫健委办公厅和国家中医药管理局办公室印发《互联网诊疗监管细则（试行）》，明确了互联网诊疗监管的基本原则，从医疗机构监管、人员监管、业务监管、质量安全监管等方面提出了明确的监管要求。

二 2022年互联网医疗行业发展概况

（一）2022年互联网医疗行业发展分析

1.市场规模

2022年中国互联网医疗市场规模达1677.12亿元，同比增长8.34%（见图1）。近年来，国家鼓励支持各方加大5G、大数据、人工智能等新一代信息技术在医疗行业的布局力度，中国互联网医疗市场飞速发展。

2.用户规模

2022年中国互联网医疗用户规模达3.63亿人，较2021年12月增长6466万人，占网民总数的34.0%（见图2）。互联网医疗规范化水平持续提升，2022年用户规模加速增长。互联网医疗领域相关监管政策框架日益完善，引导互联网医疗行业规范化发展。

3.渗透率

互联网医疗的快速发展扩大了网上药店的发展空间，从线上渗透率来看，2021年我国零售端药品线上渗透率达到7.71%，线上渗透率呈增长趋势，随着线上药品销售额的增长，2022年零售端药品线

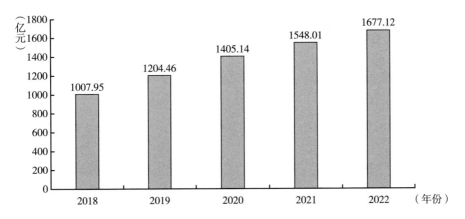

图 1 2018~2023 年中国互联网医疗市场规模

资料来源:《中国互联网医疗市场竞争态势研究与投资战略调研报告（2023—2030 年）》。

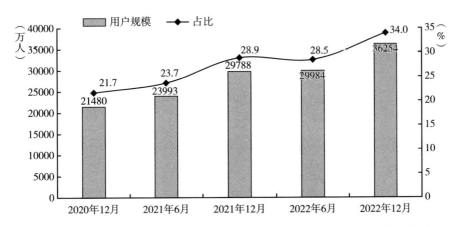

图 2 2020 年 12 月至 2022 年 12 月中国互联网医疗用户规模及占比

资料来源:中商产业研究院。

上渗透率达 15.00%，预计 2023 年将达 19.00%（见图 3）。

4. 企业分布情况

目前，互联网医疗行业内针对垂直领域的企业数量在不断增长，且中游企业集中在互联网巨头、险资、第三方创业者及部分医药企

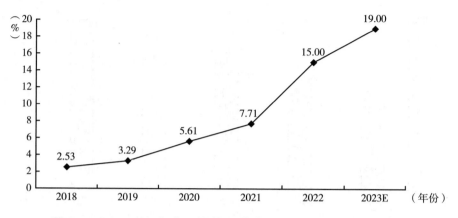

图 3　2018~2023 年中国零售端药品线上渗透率趋势及预测

资料来源：中商产业研究院。

业。2022 年互联网医疗企业主要分布在专科服务、在线医疗及医药电商领域，分别占 29.9%、29.7% 及 15.7%（见图 4）。

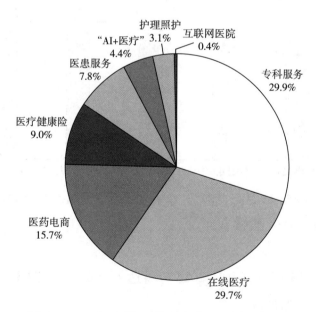

图 4　2022 年中国互联网医疗企业分布情况

资料来源：中商产业研究院。

（二）2022年互联网医疗行业主要领域的发展状况

1. 在线问诊

2022年我国在线问诊市场规模达到427.80亿元，预计2029年我国在线问诊市场规模将达到935.22亿元（见图5）。随着我国5G和AI等信息智能化优势产业的快速发展，国内在线问诊市场规模仍将保持较高的增速。

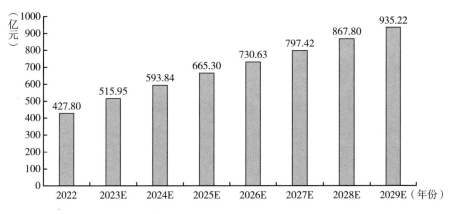

图5 2022~2029年中国在线问诊市场规模及预测

资料来源：《中国在线问诊行业现状深度研究与未来投资分析报告（2023—2030年）》。

在线问诊平台逐步从综合性的大平台向垂直性的细分领域深度渗透，热门领域为慢病管理类、妇幼类。据调查，2022年上半年在线问诊细分市场中，慢病管理类、妇幼类分别占60.20%、16.03%（见图6）。

2. 互联网医院

2022年，全国互联网医院超过1700家。北京、上海等地发展迅速。2021年3月，北京协和医院获批成为北京市首家互联网医院；截至2022年8月，北京建成互联网医院40家，150家医疗机构开展

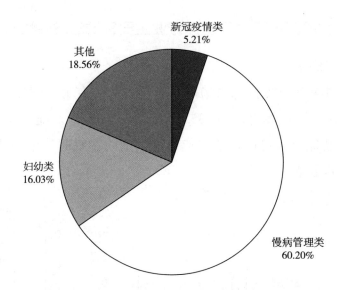

图6 2022年上半年中国在线问诊细分市场占比

资料来源:《中国在线问诊行业现状深度研究与未来投资分析报告(2023—2030年)》。

互联网诊疗服务。截至2022年10月,上海公示的互联网医院共有84家,并已将136家定点医疗机构提供的"互联网+"医疗服务纳入基本医疗保险支付范围。宁夏作为全国首个"互联网+医疗健康"示范区,截至2022年9月已有182家互联网医院。

互联网医院是将医疗服务延伸至院外、改善服务质量的重要载体,同样能助力实体医院扩大影响力。互联网医院是提供互联网医疗服务、构建商业模式的基础设施。所以,利用互联网技术拓展服务时间和空间,提供挂号问诊、远程医疗、预约诊疗、购买处方药等服务,是"严肃医疗"的延伸。

随着互联网医院的快速发展,相应的挑战也随之而来。2022年,互联网医疗行业内曾出现AI开方、非处方图片仍能通过处方审核、"先药后方"等现象,在互联网诊疗监管政策落地后,此类现象有所改善。

总体来看，过去互联网医疗行业的进程主要由部分利益相关者推动；如今，供给方、需求方和政策决策者均有动力去推动这一领域的发展。在高速发展的同时，互联网医疗行业在质量与安全方面的问题亟待解决，规范发展是必经之路。

3. 医药电商

疫情的出现加速了医药电商的发展，其市场重要性不断提升。2022年中国医药电商市场规模为2520.0亿元，同比增长36.15%；2018~2021年中国医药电商市场规模分别为657.4亿元、964.3亿元、1350.1亿元、1850.9亿元（见图7）。

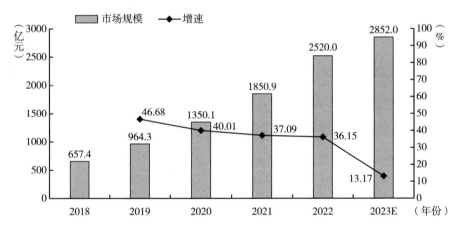

图7　2018~2023年中国医药电商市场规模及增长率

资料来源：《医药电商市场研究报告》（168report调查公司发布）。

《中华人民共和国药品管理法》规定可以有条件地放开网售处方药，医药电商备案、审核、经营范围、价格管理等制度和规范愈加明晰。促进药品质量提升，着力减少药品流通环节，网售处方药、电子处方流转逐渐放开等一系列利好政策的规范与完善将给医药电商带来巨大机遇。

通过医药电商进行交易打破了地域的限制，新科技对交易数据的管理和应用提高了医药供应链的效率。第一，大数据的应用在掌握患者用药需求和辅助药企研发决策等方面具备优势；第二，物流供应链的应用能帮助医药电商企业整合上下游资源；第三，区块链的应用有助于医药电商追踪药品配送流程，对药品运输进行全流程安全管理。

4. 医疗信息化

我国医疗信息化进程虽然尚处于起步阶段，但是发展较为迅猛，2016~2020年中国医疗信息化市场规模的复合年增长率为17.5%，预计2025年和2030年的市场规模将分别达到2599亿元和7017亿元，2020~2025年和2025~2030年的复合年增长率将分别达到30.5%和22.0%（见图8）。

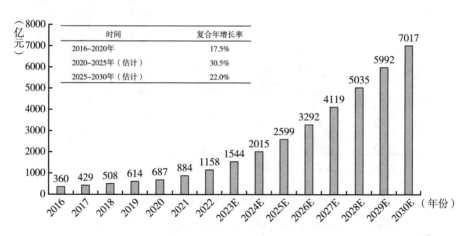

图8　2016~2030年中国医疗信息化市场规模及预测

资料来源：中商产业研究院。

随着医疗体制改革步入深水区，医疗信息化建设的重点是临床信息化系统建设（核心在于电子病历）、医保控费系统建设（目的在于控费）、医疗卫生信息化建设（重点在于"互联网+医疗"）和区域卫生信息化建设（载体在于医联体）。传统的以医疗业务流程为驱动的医院管理信息化系统架构已经难以满足如今的社会需求，以数据融合为驱动的系统架构应运而生，并迅速占领市场。

医疗信息化包括医院信息化和公共卫生信息化。其中，医院信息化经历了开发医院信息系统（HIS）、开发临床信息系统（CIS）和开发区域医疗信息系统（HGIS）3个阶段。医疗信息化的驱动因素来自医院、医生和患者。第一，医院对加快院内管理系统的数字化发展有强烈需求。先进的数字技术能够以低成本快速高效地完成医院信息数字化部署，提升医院的整体运营效率。第二，患者对医疗系统智能化和移动化的需求愈加强烈，医院可通过提供智能分诊、陪诊和导诊平台提升患者体验，并高效分配医疗专家资源。第三，高效的数字化平台有助于医生提升患者管理效率和临床研究水平。

医疗信息化的发展可以提升患者的院内体验并满足患者对于全病程管理及全周期健康管理的需求。医疗信息化市场的准入条件要求企业具备吸纳及保留医院客户的能力、积累丰富的系统实践经验和过硬的技术、拥有洞察患者及医生需求的能力。

5. 互联网医疗保险

目前，我国医疗保障体系包含社会医疗保险和商业健康保险两大重要组成部分。其中，商业健康保险是社会医疗保险的有益补充，扩大了医疗支出保障的覆盖范围，包括疾病险、医疗险、失能险和护理险，处于早期发展阶段。

互联网医疗服务项目纳入医保，将为线上购药提供有效导流，将更多的互联网医疗服务项目纳入医保支付范围，"互联网+医保支付"可以进一步降低患者的支出成本。但是受"两保合一"影响，我国医保筹资增速放缓；同时，随着我国人口老龄化趋势发展、慢病患病率增长、新药新技术的临床应用增多，医保支出增长，且结余率处于历史低位，面临较大的收支压力。

在商业健康保险方面，预计 2030 年前中国商业健康保险支出占全国医疗健康保险总支出的比例将达到 17.1%。由于国家保险覆盖新特药范围有限、人均可支配收入提高、医疗健康管理服务水平提升及新保险产品出现，预计 2030 年中国互联网商业健康保险收入和支出将分别达到 60626 亿元和 28518 亿元，预计 2020~2025 年和 2025~2030 年中国互联网商业健康保险市场规模的复合年增长率分别为 54.7% 和 31.1%（见图 9）。

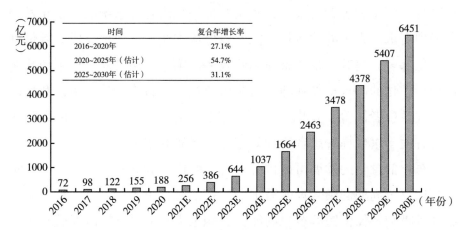

图 9 2016~2030 年中国互联网商业健康保险市场规模及预测

资料来源：中商产业研究院。

（三）互联网医疗行业典型企业分析

1. 阿里健康

2022 年，阿里健康营收 205.78 亿元，同比增长 32.6%（见图 10）；面对日益增长的互联网医疗需求，阿里健康不断丰富医药平台类目，天猫医药平台拥有超过 4400 万个服务品类，服务超过 2.6 万个商家，2022 年线上自营店活跃消费者超过 1.1 亿人。支付宝医疗健康频道年度活跃用户已达 6.9 亿人，较 2021 年末增加 1.7 亿人，日均在线问诊服务量达 30 万次。

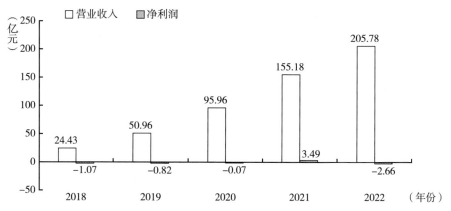

图 10 2018~2022 年阿里健康营业收入及净利润

资料来自：华安证券研究所。

阿里健康是阿里巴巴的旗舰平台，持续在大健康领域巩固夯实既有优势业务基础，同时围绕客户需求积极探索业务模式创新，发展产业板块，着眼未来做好前瞻性布局。阿里健康期望通过互联网和生命科学技术，实现早预防、早检查、早发现、早治疗，依托领先的数字技术和数字运营能力，以"云基建"为基础、"云药房"为核心、"云医院"为引擎，为亿万户家庭提供普惠便捷、高效安全的医疗健康服务。

阿里健康拥有医药电商业务和医疗健康及数字化服务业务两大板块。一是医药电商业务，包括医药自营和医药电商（天猫医药平台和新零售模式），医药自营业务 2021 年营收达 179.11 亿元，同比增长 35.5%，其中处方药业务收入增长 105.2%。[①] 二是医疗健康及数字化服务业务，包括医疗健康服务和数字化追溯业务。

2. 京东健康

2022 年，京东健康营收 467.0 亿元，同比增长 52.22%（见图 11）。截至 2022 年 12 月 31 日，京东健康年度活跃用户数量超 1.54

---

① https：//baijiahao. baidu. com/s? id＝1734053893531927301&wfr＝spider&for＝pc.

亿人，同比净增加 3100 万人。全国范围内的药品仓库增至 22 个、非药品仓库超过 500 个，药品"自营冷链"已覆盖全国超 300 个城市，京东健康互联网医院日均在线咨询量超 30 万次，京东大药房 1 年服务超 1 亿名患者。

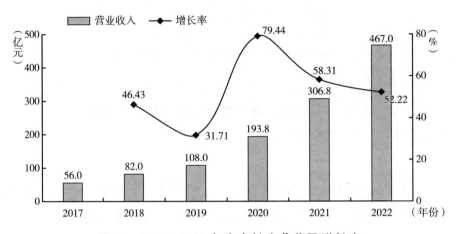

图 11　2017~2022 年京东健康营收及增长率

资料来源：华安证券研究所。

京东健康提供一体化医疗健康服务，包括零售药房和在线医疗健康服务。零售药房通过 3 种业务模式运营，包括自营（京东大药房）、线上平台及全渠道，为用户提供多样化的医药产品，包括保健品、非处方药和处方药。在线医疗健康服务提供全面的健康服务，包括在线问诊、慢病管理、家庭医生和消费医疗健康服务等。

3. 平安好医生

2022 年，平安好医生总营收 61.60 亿元，相较于 2021 年下降了 16%（见图 12）。平安好医生的主要业务板块分别是医疗服务和健康服务。根据财报数据，其医疗服务板块在 2022 年实现营收 25.47 亿元，同比增长 2.0%；健康服务板块在 2022 年实现营收 36.13 亿元，同比下降 25.3%。这也是自 2015 年以来平安好医生的总营收首次出现下滑。

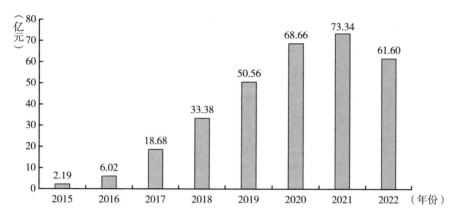

图 12 2015～2022 年平安好医生总营收

资料来源：华安证券研究所。

从具体业务来看，平安好医生的探索步伐进一步加快。2022 年，平安好医生更加聚焦企业健康管理领域，服务的对象主要是有较高支付意愿和支付能力的中大型企业，推出了"体检+"和"建管+"两大核心产品，"随心配""职场健康""智慧医务室""员工福利"四大定制产品，以及"易企健康"综合解决方案，覆盖体检、问诊、购药、就医协助等"一站式"医疗健康服务。还有一点值得关注的是，在 2022 年疫情期间，平安好医生的线上流量迎来了"大爆发"。自 2022 年 12 月 2 日平安好医生上线防疫咨询专区，打通平安金管家、口袋银行、好车主等客户端，并逐步登陆全国 15 个地方政务平台后，其防疫咨询服务累计咨询量突破 1500 万次，全平台单日咨询量峰值突破 300 万次。当然，这也得益于平安好医生丰富的医疗服务资源、强大的运营能力和数字技术能力的支持。

三 2023 年互联网医疗行业的发展趋势

2023 年，互联网医疗将继续保持快速发展趋势。国家继续出台

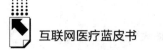

相关政策，明确医疗机构（包括互联网医院、开展互联网诊疗服务的医疗机构）可以通过互联网诊疗平台为患者在线开具处方，并鼓励医疗机构委托符合条件的第三方将药品配送到患者家中；在开展互联网诊疗服务的过程中，若发现患者病情出现变化或存在其他不适宜在线诊疗服务的情况，医师应当引导患者到实体医疗机构就诊；鼓励医疗机构提供 24 小时网上咨询服务。新形势下，互联网医疗领域迎来新发展。

从疫情期间的经验可以发现，互联网医疗是解决医疗资源短缺和服务需求不匹配等问题的有效工具。因此，未来互联网医疗行业应更加重视基础设施建设和技术创新，以满足不同患者的需求，提升医疗服务多元化水平。

尽管互联网医疗在疫情期间得到了推广，但互联网医疗行业在发展过程中也面临诸多挑战，如信息安全保障不足、医疗标准管理不力、缺乏医疗专业人才等。因此，未来互联网医疗行业需要加强与政府、行业协会等组织的合作，建立完善的监管机制和质量标准，提升行业整体水平。

总之，互联网医疗行业将在 2023 年继续发挥重要作用，推动医疗服务的转型升级，为人们带来更加便捷、高效、精准的医疗健康服务。

四　2022年医疗健康大数据行业发展概况

医疗健康大数据是大数据一个重要的应用分支，主要指在疾病防治、健康管理等领域产生的大数据，是国家基础性战略资源。医疗健康大数据行业是以与医疗健康相关、满足大数据基本特征的数据集合为核心，进行数据获取、存储、分析和应用的服务业态，是未来医疗健康服务发展的重要趋势。

（一）医疗健康大数据行业发展分析

我国医疗健康大数据行业规模不断扩大，医疗健康大数据解决方案市场规模随之高速增长，从 2015 年的 18.67 亿元增长至 2022 年的 301.36 亿元，年均复合增长率约为 50%（见图 13）。

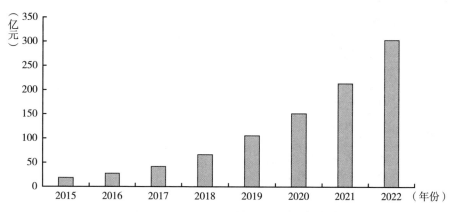

图 13　2015~2022 年中国医疗健康大数据解决方案市场规模

资料来源：前瞻产业研究院。

（二）医疗健康大数据各领域的发展现状

根据类型划分，医疗健康大数据分为医疗大数据、健康大数据、生物大数据、经营运营大数据 4 个类型（见表 5）。

表 5　中国医疗健康大数据分类

类型	内容	数据来源	代表企业
医疗大数据	电子病历数据、医学影像数据、患者终身就数据、住院数据、用药记录、标准化临床路径数据等	医院、基层医疗机构、第三方医学诊断中心、药企、药店	医渡科技、阿里健康等

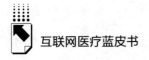

续表

类型	内容	数据来源	代表企业
健康大数据	个人健康档案、个人体征数据、个人偏好数据、康复医疗数据、健康知识数据等	基层医疗机构、体检机构	美年健康、基云惠康等
生物大数据	不同组学的数据,如基因组学、转录组学、蛋白组学、代谢组学等	医院、第三方检测机构	华大基因、贝瑞基因等
经营运营大数据	成本核算数据,医药、耗材、器械采购与管理数据,不同病种治疗成本与报销数据,药物研发数据,消费者购买行为数据,产品流通数据,第三方支付数据等	医院、基层医疗机构、社保中心、商业保险机构、药企、药店、物流配送公司、第三方支付机构	安泰创新、华宁世纪等

资料来源:前瞻产业研究院。

目前,我国医疗健康大数据行业投融资主要集中于生物大数据,占33%;其次是医疗大数据,占25%(见图14)。此外,该行业处于发展阶段,融资企业大多主要经营一种大数据业务,经营多种大数据业务的企业数量较少,2022年医疗健康大数据行业融资企业中,兼营经营运营大数据业务和医疗大数据业务的企业占比为3%。

(三)医疗健康大数据相关企业综合分析

1.企业排名

从综合实力来看,根据《互联网周刊》发布的2022年医疗健康大数据企业排名TOP10,排名前三的企业分别为医渡科技、阿里健康和美年健康(见表6)。

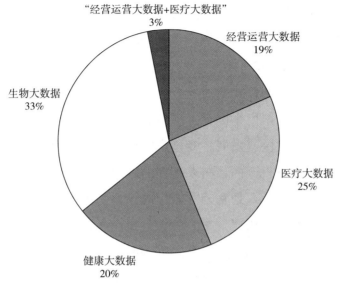

图 14 2022 年医疗健康大数据行业投融资领域分布

资料来源：前瞻产业研究院。

表 6 2022 年医疗健康大数据企业排名 TOP10

排名	企业名称	主攻方向
1	医渡科技	人工智能及医疗大数据
2	阿里健康	"一站式"健康管理平台
3	美年健康	综合健康管理平台
4	京东健康	"一站式"健康管理平台
5	卫宁健康	互联网医疗云服务
6	创业慧康	医疗健康信息化服务
7	晶泰科技	量子物理与人工智能赋能药物研发
8	思创医惠	智慧医疗和物联网应用整体解决方案
9	微医	用科技赋能医疗，驱动"医药保"生态升级
10	联影医疗	影像诊断和医疗信息化

资料来源：《互联网周刊》、前瞻产业研究院。

医渡科技专注人工智能及医疗大数据，运用自主研发的"医学数据智能平台"，深度处理和分析多源异构医疗数据，建立疾病领域模型，服务医疗管理、医学研究、新药开发、政府公共政策等方面。

美年健康是综合健康管理平台，同时提供基因检测、专科诊疗、远程医疗、慢病管理、中医治未病、女性健康等增值服务。

2. 企业竞争格局

医疗健康大数据行业快速发展。一方面，医疗健康大数据类型快速增多，临床大数据衍生出更多的专病大数据，医院运营大数据紧跟临床大数据的步伐快速发展，专科联盟机构建立的跨医院专科大数据机制日趋成熟；另一方面，越来越多的医院启动大数据建设，地市级和县级的医院也开始筹划和建立医疗健康大数据。上述第一个方面是医疗健康大数据类型拓展带来的机会，专注医疗健康大数据业务的一批厂商在引领这一市场发展；第二个方面则是医疗健康大数据客户范围拓展带来的机会，更多的医院核心临床系统厂商和电子病历厂商抓住了这一机会。医疗健康大数据系统的旺盛需求激发了未来市场的巨大发展潜力，也吸引了大量厂商参与竞争，竞争正在逐步加剧，其中领先的代表企业有医渡科技、嘉和美康等（见图 15）。

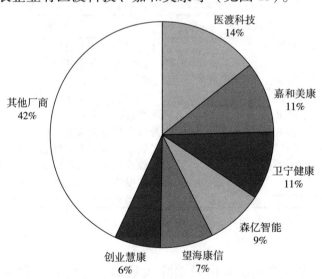

图 15　2022 年医疗健康大数据厂商市场竞争格局

资料来源：《互联网周刊》、前瞻产业研究院。

五 互联网医疗与医疗健康大数据行业的未来展望

未来，互联网医疗和医疗健康大数据行业的发展将更加科技化、个性化、便捷化、数字化和智能化。以互联网医疗建设为基础，构建完整可靠的信息基础设施和安全体系，为丰富的信息应用奠定全网基础，使信息资源得到有效利用，信息应用覆盖社会各领域，使互联网医疗得到充分普及，人人都能享受信息化带来的成果。

（一）互联网医疗行业政策展望

1.建立互联网医疗行业的标准法律法规

制定涉及互联网医疗信息安全、医疗质量、风险控制等方面的标准法律法规，规范互联网医疗行业的发展。

2.完善互联网医疗监管法规

利用新兴技术，精准地监管和把控互联网医疗行业，从而保障患者的安全和利益。

3.鼓励互联网医疗创新和技术应用

通过政策引导和激励，鼓励医疗机构和企业从技术、服务等方面进行创新，提高互联网医疗的质量和效益。

4.加强政策协调和监测评估

加强互联网医疗行业政策的协调和整合，加强对互联网医疗行业的监测和评估，及时发现和解决问题，推动互联网医疗行业的可持续发展。

（二）互联网医疗行业发展趋势展望

在政策持续利好和医疗需求增长的情况下，互联网巨头纷纷进入互联网医疗行业，寻求需求端、支付端、供应端的业务增长点。互联

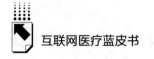

网巨头具有流量优势，能够将内在用户转化为互联网医疗用户，进而提升互联网医疗在整个医疗行业的市场占有率并推动互联网医疗"医+药+险"闭环的形成。

1. 在线问诊

在线问诊服务将呈现多元化、智能化、社交化、整合化的发展趋势，未来将会有更多的创新和发展，为患者提供更加优质的医疗服务。

2. 互联网医院

以深化建设和探索互联网医院模式为主，以优化在线问诊平台为辅，互联网医院将得到进一步发展。

3. 医药电商

行业发展处于早期阶段，渗透率有望达到新高。我国医药电商作为医药流通的渠道之一，受益于全渠道的增长趋势，交易规模逐年增长。多重驱动力保障医药电商长足发展。B2C、O2O、B2B 三大业务模式协同发展，新药特药、处方外流、技术推动、政策利好等驱动因素将推动医药电商迎来"井喷式"发展。

4. 医疗信息化

预计 2025 年和 2030 年的市场规模分别达到 2599 亿元和 7017 亿元，2020～2025 年和 2025～2030 年的复合年增长率分别为 30.5% 和 22.0%。需求端为行业提供巨大增长空间。我国医疗信息化的主要参与者包括传统医院信息数字化参与者以及数据分析及移动化服务厂商。

5. 互联网医疗保险

未来将迎来多方面的发展，包括政策落实、医保电子凭证普及、"互联网+"医保服务拓展、健康管理融合以及监管与规范化加强等。这些趋势将为市场带来新的机遇和挑战，同时为保险公司和医疗服务商提供了更多的发展机会。

（三）医疗健康大数据行业发展趋势展望

1. 医疗健康大数据行业将继续快速发展

随着技术的不断发展和医疗机构的数字化转型逐步深入，医疗健康大数据行业的市场规模将会不断增长。同时，随着个人健康意识的增强，越来越多的人选择通过健康管理平台等方式记录自己的健康数据，从而使得医疗健康大数据的来源更加多样化。

2. 医疗健康大数据的应用范围将进一步扩大

医疗健康大数据不仅可以用于研究疾病、评估治疗效果等医学领域，还可以在健康管理、医疗保险等方面发挥作用。特别是在医保支付方式改革等政策的推动下，医疗健康大数据的应用范围将进一步扩大。

3. 医疗健康大数据的安全性和合规性将备受关注

随着医疗健康大数据行业的发展，相关数据的安全性和合规性也备受关注。政府和监管机构将会更加重视医疗健康大数据的规范使用和安全保障，加强数据隐私保护。

4. 医疗健康大数据行业的人才需求将进一步增长

医疗健康大数据行业需要大量的专业人才，对数据分析、人工智能、医学医药等方面的综合能力要求比较高。未来，随着医疗健康大数据的范围不断拓展，其对相关人才的需求将会进一步增长。

参考文献

[1] 宗凌红主编《2021年互联网医疗数字化发展蓝皮书》，北京数权未来科技有限公司，2022年10月9日，https：//www.waitang.com/report/348546.html。

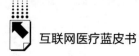

［2］《互联网医疗行业深度报告：未来已至，打造"医+药+险"闭环》，搜狐网，2023 年 2 月 23 日，https：//business. sohu. com/a/645063887_ 121123902。

［3］《2023—2027 全球数字医疗产业经济发展蓝皮书》，报告星球网，2023 年 6 月 18 日，https：//baogao. store/99819. html。

［4］《医疗科技行业周报：新防控形势推动互联网医院建设，促进互联网医疗行业快速发展》，东方财富网，2022 年 12 月 20 日，https：//data. eastmoney. com/report/zw_ industry. jshtml？ encodeUrl = 4Ms2Bo0O5AC5572VToE0NXB4iwxdUIUwxKKHpqqKivc = 。

［5］《互联网医疗行业洞察报告及未来五至十年预测分析报告》，原创力文档网，2022 年 12 月 12 日，https：//max. book118. com/html/2022/1208/7056200063005022. shtm。

［6］《2022 互联网医院报告》，"钛媒体 App"百家号，2022 年 11 月 15 日，https：//baijiahao. baidu. com/s？ id = 1749544559645925800&wfr = spider&for = pc。

［7］《中国医药电商 B2B 行业研究报告》，"艾瑞"百家号，2023 年 1 月 5 日，https：//baijiahao. baidu. com/s？ id = 17541116209935540 11&wfr = spider&for = pc。

［8］《医疗健康行业发展现状报告、白皮书（2022）》，九方智投网，2023 年 6 月 7 日，https：//www. 9fzt. com/industryReport/article. html？ id = 739445380119。

政 策 篇
Policy Reports

B.2
医疗健康大数据发展中的三对平衡关系

毛振华

摘　要： 医疗健康大数据是大数据在医疗领域的一个应用分支，是未来医疗健康服务发展的重要趋势。医疗健康大数据是我国的基础性战略资源，用好医疗健康大数据也是关乎我国国家命运和国民幸福指数的大事。本报告将从商业性和公益性的平衡关系、公共性和隐私性的平衡关系、非标性和规范性的平衡关系三个方面进行阐述，为促进医疗健康大数据应用发展提供理论参考。

关键词： 商业性和公益性　公共性和隐私性　非标性和规范性

一　国家政策推动医疗健康大数据应用发展

我国政府近年来连续出台了多条促进医疗健康大数据应用发展的

政策。这些政策主要围绕医疗健康大数据平台建设、数据管理、隐私安全等方向展开（见表1）。

表1 我国出台的医疗健康大数据相关政策

发布机构	政策名称	医疗健康大数据相关属性
国务院	《促进大数据发展行动纲要》	公益性、公共性
国务院办公厅	《关于促进和规范健康医疗大数据应用发展的指导意见》	公共性、规范性
中共中央、国务院	《"健康中国2030"规划纲要》	公共性
国家卫健委	《国家健康医疗大数据标准、安全和服务管理办法(试行)》	公共性、隐私性、非标性、规范性
国家市场监督管理总局国家标准化管理委员会	《信息安全技术健康医疗数据安全指南》	公共性、隐私性、非标性、规范性
十三届全国人大四次会议表决通过	《中华人民共和国国民经济和社会发展第十四个五年规划和2035年远景目标纲要》	公益性、公共性
国家卫健委国家中医药管理局国家疾控局	《关于印发"十四五"全民健康信息化规划的通知》	公益性、公共性
中共中央、国务院	《数字中国建设整体布局规划》	公共性、隐私性、规范性
中共中央、国务院	《关于构建数据基础制度更好发挥数据要素作用的意见》	公共性、隐私性、规范性

资料来源：中国政府网。

（一）《促进大数据发展行动纲要》

该纲要提出了我国大数据发展的宏观定性目标以及阶段性、可考核的具体发展目标，强调率先在医疗、卫生、就业、社保等重要领域实现公共数据资源合理适度向社会开放。

（二）《关于促进和规范健康医疗大数据应用发展的指导意见》

该意见提出，建成国家医疗卫生信息分级开放应用平台，实现与人口、法人、空间地理等基础数据资源跨部门、跨区域共享，推动医疗、医药、医保和健康等相关领域的数据融合应用取得明显成效。

（三）《"健康中国2030"规划纲要》

该纲要提出发展组学技术、干细胞与再生医学、新型疫苗、生物治疗等医学前沿技术，推动慢病防控、精准医学、智慧医疗等关键技术取得突破，重点部署创新药物开发、医疗器械国产化、中医药现代化等任务，显著增强重大疾病防治和健康产业发展的科技支撑能力。加强医疗健康大数据应用体系建设，推进基于区域人口健康信息平台的医疗健康大数据的开放共享、深度挖掘和广泛应用。

（四）《国家健康医疗大数据标准、安全和服务管理办法（试行）》

该办法明确了各级卫生健康行政部门、各级各类医疗卫生机构、相关应用单位及个人在医疗健康大数据标准管理、安全管理、服务管理中的责权利，对于统筹标准管理、落实安全责任、规范数据服务管理具有重要意义。

（五）《信息安全技术健康医疗数据安全指南》

该指南针对健康医疗数据的定义、分类体系、使用披露、安全措施、安全管理、安全技术等制定了体系标准，强调建立和完善患者个人信息保护制度，必须在严格遵守法律法规的前提下，结合医疗机构的实际情况，建立和运行健康医疗数据合规管理体系。

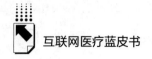

（六）《中华人民共和国国民经济和社会发展第十四个五年规划和2035年远景目标纲要》

该纲要提出：完善电子健康档案和病历、电子处方等数据库，加快医疗卫生机构数据共享；推广远程医疗，推进医学影像辅助判读、临床辅助诊断等应用；运用大数据提升对医疗机构和医疗行为的监管能力。

（七）《关于印发"十四五"全民健康信息化规划的通知》

该通知强调，到2025年，初步建设形成统一权威、互联互通的全民健康信息平台支撑保障体系，基本实现公立医疗卫生机构与全民健康信息平台联通全覆盖。加速推进高速泛在、云网融合、智能敏捷、集约共享、安全可控的全民健康信息化基础设施建设。依托国家电子政务外网、互联网、光纤宽带、虚拟专线和5G等建设完善卫生健康行业网。

（八）《数字中国建设整体布局规划》

该规划强调，建设数字中国是数字时代推进中国式现代化的重要引擎，是构筑国家竞争新优势的有力支撑。加快数字中国建设，对全面建设社会主义现代化国家、全面推进中华民族伟大复兴具有重要意义和深远影响。

（九）《关于构建数据基础制度更好发挥数据要素作用的意见》

该意见又称"数据二十条"。"数据二十条"提出，要建立合规高效、场内外结合的数据要素流通和交易制度，通过构建数据产权、流通交易、收益分配、安全治理等制度，初步形成我国数据基础制度的"四梁八柱"。"数据二十条"的出台，有利于充分激活互联网医疗数据要素价值，赋能互联网医疗数据实体经济发展，推动互联网医疗数据高质量发展。

综上所述，国家政策在规范和推动医疗健康大数据的收集、共享、分析和利用过程中起到重要的作用。相关政策的制定可以加强医疗健康大数据的安全和隐私保护，促进数据的共享和开放，推动数据标准化并增强其互操作性，构建健全的数据治理机制，优化数据使用环境和激励机制，从而推动医疗健康大数据的发展和应用。

二　医疗健康大数据商业性和公益性的平衡关系

（一）医疗健康大数据的商业性

商业价值可能是各方关注医疗健康大数据及其应用的重要原因和动力。医疗健康大数据的商业性指商业机构可以利用医疗健康大数据来获取商业利益。随着医疗健康大数据的不断积累和普及，商业机构对于利用医疗健康大数据来开展商业活动的需求逐渐增长。从商业角度来看，医疗健康大数据可用于精准医疗、新药研发、医疗服务、商业保险等，为企业带来商业机会和经济利益。例如，医疗健康大数据可以为保险公司提供更准确的保险风险评估，为药品公司提供更精准的药品推广策略，为医疗器械公司提供更精细的市场分析和投放策略，等等。同时，医疗健康大数据可以为医院、诊所、药店等提供更优质的管理和服务，提高医疗机构的盈利能力。但是，医疗健康大数据的商业性也面临一些挑战。

首先，追求商业利益可能会对个人隐私造成潜在的威胁。商业机构需要采取措施保护个人隐私，不能滥用、泄露或直接出售医疗健康大数据。

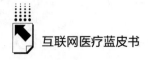

其次，商业机构需要合法、合规运营。商业机构需要遵循相关法律法规，如《中华人民共和国网络安全法》《中华人民共和国个人信息保护法》等，合法开展业务。

最后，除了商业性外，也需要考虑医疗健康大数据的公益性和人民利益。商业机构应该将公益性、社会责任和商业利益相结合，积极推动医疗健康大数据的应用和发展，推动医疗卫生事业的进步，为促进人民群众的身体健康服务。

（二）医疗健康大数据的公益性

医疗健康是国计民生，在我国具有很强的公益性，医疗健康大数据也必然要充分考虑公益性应用。从公益角度来看，医疗健康大数据可以用于有效防控疾病、降低医疗成本、提升医疗服务质量、促进医疗技术发展等，为公众带来实际且重要的利益。医疗健康大数据的公益性主要体现在以下几个方面。

1. 促进医疗体系的升级和优化

通过对医疗健康大数据的应用，能够挖掘其潜在价值，为医疗机构提供更精准、高效、个性化的医疗服务，有助于整个医疗体系的升级和优化。

2. 提高公众健康服务水平

医疗健康大数据的应用促进了身体健康数据的监测、评估，为公共卫生问题的预警、监测和管理提供了新的手段，对于提高公众健康服务水平具有不可忽视的作用。

3. 降低医疗成本和提高医疗效益

通过对医疗健康大数据的应用，能够优化医疗资源的配置，减少医疗过程中的重复检查和治疗，降低医疗成本，提高医疗效益。

4. 推动医疗技术的发展和应用

医疗健康大数据的应用加速了医疗技术的发展和应用，促进了医疗技术与时俱进，推进了医疗技术的创新与升级。

综上所述，医疗健康大数据的公益性有利于推进整个医疗体系的升级，促进人民的健康和幸福。与此同时，只有确保数据的隐私性和安全性，保障数据使用的合法性和公正性，才能更好地推动医疗健康大数据的应用和发展。

（三）医疗健康大数据商业性和公益性的平衡关系

保证医疗健康大数据的商业性和公益性的平衡，需要合理的制度安排和管理，使其能够同时释放商业性和公益性价值。比如，为公共医疗卫生政策制定和医疗卫生公共危机应对提供支持，医保大数据反映的医保主体信用成为社会信用的重要内容等。维持医疗健康大数据商业性和公益性之间的平衡需要政府、企业和社会各界的共同努力。政府应制定相关政策和规范，促进数据的开放和合理使用；企业应负起社会责任，将商业价值和公益价值结合起来；社会各界要加强监督和参与，确保数据的安全和公平使用，共同推动医疗健康大数据的发展和应用。

三　医疗健康大数据公共性和隐私性的平衡关系

（一）医疗健康大数据的公共性

医疗健康大数据的公共性主要体现在以下4个方面。

1. 改善公众健康状况

医疗健康大数据可以收集并分析人口健康、疾病流行趋势、医疗资源等方面的信息，帮助政府和医疗机构制定更加科学、精准的公共卫生政策，提高公众健康水平。

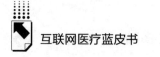

2. 优化医疗资源配置

医疗健康大数据可以帮助医疗机构提高医疗服务效能，优化诊疗流程，实现医疗资源的最优配置，降低医疗成本，提高医疗效益，从而使广大群众受益。

3. 提高医疗服务质量

通过对医疗健康大数据的分析和挖掘，可以发现营养不良等健康问题，提前预警并及时解决，为公众提供更加安全、高效、人性化的医疗服务。

4. 促进医学研究与创新

医疗健康大数据还可以为医学研究提供大量的数据支撑，推动医学创新。同时，基于医疗健康大数据的人工智能技术还可以帮助医生快速、准确地诊断疾病，为医疗服务提供更加智能化的支持。

总之，医疗健康大数据的公共性可以帮助政府和医疗机构更好地服务百姓，提高公众健康水平和医疗服务质量，具有十分重要的价值。

（二）医疗健康大数据的隐私性

从隐私性角度来看，医疗健康大数据涉及大量的个人隐私信息，如就诊病历、个人遗传信息、医疗健康档案等，这些信息需要得到严格的保护。如果这些信息获取、管理不当，会对人们的隐私造成威胁。因此，对医疗健康大数据的共享和使用需要考虑隐私保护的重要性，保护个人的隐私和信息安全，以避免产生非法、滥用或不当使用的风险。医疗健康大数据的隐私性涉及以下几个方面。

1. 个人隐私保护

在应用医疗健康大数据时，会涉及个人的健康数据、疾病信息等敏感信息。在应用过程中，必须保护个人隐私，防止数据泄露。

2. 数据分析和使用的明确性

分析医疗健康大数据需要遵守相关法律法规，并经过明确的授权。例如，在个人信息的使用和共享上，需要经过明确的授权，并在使用过程中做好数据的匿名化处理。

3. 数据共享和安全性

医疗健康大数据涉及的数据量和数据种类较为庞大和复杂，因此建立健全数据共享机制非常关键。同时，数据共享和数据安全也是一个难点，必须建立科学、有效的数据安全保障体系，确保数据的安全性、完整性和可靠性。

4. 透明度和公开性

医疗健康大数据应用需要尊重个人的知情权和选择权，必须通过透明和公开的手段让使用数据的机构和个人明确知晓数据来源、使用情况和权限，提高数据使用的可信度和合法性。

总之，医疗健康人数据应用必须严格遵守相关法律法规，同时建立健全隐私保障机制和安全保障机制。

（三）医疗健康大数据公共性和隐私性的平衡关系

医疗健康大数据的公共性和隐私性之间存在一定的平衡关系。公共性与隐私性之间的平衡关系取决于诸多因素，包括数据的采集、分类、存储、访问和使用。重要的是，为了平衡公共性和隐私性，应采取法律措施和技术措施。

法律措施指的是在数据权益的明确和分割上做出符合实际的界定，如医疗健康大数据的数据资源持有权、数据操作使用权、数据产品经营权等。需要根据实际情况，采取适当的隐私保护措施，如匿名化处理、权限管理、数据安全保障等，以保障个人隐私。

技术措施指的是在数据的安全和保护上提供更有效的保障，如隐私算法、区块链技术、分布式计算、密码管理等。

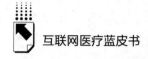

综上所述，医疗健康大数据的公共性和隐私性需要在实际应用过程中进行平衡。在应用中，要注重对个人隐私的保护，同时要充分利用医疗健康大数据的公共性，推动医疗服务的发展和公共卫生的保障。

四 医疗健康大数据非标性和规范性的平衡关系

（一）医疗健康大数据的非标性

医疗健康大数据的非标性主要指数据来源的不确定性和数据质量的差异性。由于数据来源的不同，医疗机构记录的医疗数据、个人健康数据及智能穿戴设备收集的数据等存在差异，数据质量也因此存在不同程度的差异。

首先，不同数据源的异构度很高，如医院和社区的医疗数据来源不同，医院数据的时间契约长、规则约束强，社区数据的时间契约短、规则约束弱，数据的格式、内容、说明等也各有不同；其次，医疗健康大数据的质量差异也很大，如数据准确程度、缺失数据的比例、数据记录方式的一致程度等，这些差异大大影响了相关机构对数据的分析和预测能力。

因此，如何有效整合和处理这些具有异构性和差异性的数据，是医疗健康大数据应用面临的挑战。需要通过数据标准化、规范化、清理和匹配等手段，尽可能地消除数据的异构性和差异性，使得数据能够被有效地整合和分析。同时，开发高效的数据存取和处理技术，提高数据的质量和准确性，保证数据分析的可靠性和有效性。

（二）医疗健康大数据的规范性

医疗健康大数据涉及的数据量较大、数据来源较多，因此需要有一定的规范性，以保证数据的可靠性、安全性和有效性。医疗健康大数据的规范性主要包括以下几个方面。

1. 数据标准化

数据标准化指的是在数据采集过程中对数据进行规范化处理，在数据加工和存储过程中对数据进行规整化处理。这样做可以提高数据质量，减少数据冗余，避免数据丢失和数据损坏，保证数据的规范性。

2. **数据保密性**

由于医疗数据的敏感性，医疗健康大数据的应用需要保证数据的安全性和保密性，对患者隐私信息进行脱敏处理，并建立安全的系统架构和流程，确保数据只能被授权的人员访问和使用。

3. 应用规范性

医疗健康大数据的应用需要有一定的规范性和准确性，必须建立科学的数据分析模型和规范的数据分析流程，在数据分析过程中需要遵守数据伦理和法律法规，确保数据分析结果的准确性。

4. **数据共享和交换**

在医疗健康大数据应用的过程中，需要对数据进行共享和交换，这需要确保数据交换和共享的规范性，并且对数据共享的流程和方式进行严格的管理和控制，以确保数据使用的规范性和安全性。

综上所述，医疗健康大数据应用需要依据数据的特性制定合理的规范，以保证数据的可靠性、安全性和有效性。同时，在数据共享和交换方面需要遵守相关的法律法规和数据伦理规范，确保数据使用的合法性和正当性。

（三）医疗健康大数据非标性和规范性的平衡关系

医疗健康大数据的非标性和规范性之间需要有一个平衡点，以确保数据的可用性、可信性和可控性，同时不影响其应用的创新性和价值。

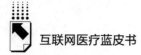

首先，随着医疗行业不断发展，数据来源、格式、类型和数量呈现多样化和复杂化的趋势。在此背景下，医疗健康大数据的非标性尤为突出，导致了一些问题，如不规范的数据收集和处理、各种数据的质量参差不齐、数据共享机制缺失等。这些问题严重制约了医疗健康大数据应用水平和效益的提升。其次，规范化对医疗健康大数据的发展与应用产生了一定的限制。过度的规范化可能排斥一些非标的创新的应用，如一些新型应用可能通过创新的数据分析手段和方法开发新的医疗功能和价值，但没有得到明确的法律和伦理上的支持。

因此，需要在医疗健康大数据非标性和规范性之间找到一个平衡点。一方面，应充分发挥医疗健康大数据的非标性和跨界性优势，通过数据挖掘、机器学习等技术，提高数据使用效能，拓展数据应用范围和领域；另一方面，应加强医疗健康大数据应用的规范化管理，增强数据采集、处理、存储和共享等环节的规范性，确保数据的安全、可靠和可控，确保应用的正当性和伦理性。

需要注意的是，非标性和规范性相辅相成、互相依赖。规范性的建立需要充分考虑非标性因素，如应用情境、需求、创新性等，同时重在引导和规范发展，以充分发挥医疗健康大数据的潜力和价值。

B.3
医疗健康大数据的发展政策与产业应用

李　骥

摘　要： 数据是新型生产要素，国家出台一系列政策支持医疗健康
大数据的应用，经历了 2009～2013 年的"政策萌芽期"、
2013～2015 年的"政策形成期"、2016～2017 年的"政策发
展期"和 2018 年后的"政策完善期"4 个阶段。医疗健康
大数据产业分为数据处理服务商、信息化厂商、数据安全
服务商三大类。医疗健康大数据在医院端可以在诊疗、科
研、管理以及疫情防控等公共卫生领域发挥重要作用。医
疗健康大数据在实际应用中面临数据采集、数据治理、数
据监管、数据安全、数据共享 5 个方面的问题和瓶颈。

关键词： 医疗健康　大数据　数据治理　数据安全

　　数据作为新型生产要素，是数字化、网络化、智能化的基础，已
快速融入生产、分配、流通、消费和社会服务管理等环节，深刻改变
着生产方式、生活方式和社会治理方式，发挥着越来越重要、显著的
作用。随着信息化技术发展、医疗自动化升级加速以及精准医疗需求
不断增长，全国医疗健康大数据应用呈持续扩大趋势。如今，医疗健
康大数据的应用与整个健康体系密切相关，数据跨部门、跨系统流通
的需求日渐凸显，区域医疗健康大数据的共享应用价值已得到政府部
门、医疗界、学术界和产业界的普遍认可。

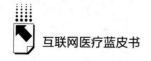

一 医疗健康大数据的定义和政策分析

医疗健康大数据有其特殊性。国家卫健委 2018 年发布的《关于印发国家健康医疗大数据标准、安全和服务管理办法（试行）的通知》对医疗健康大数据做出了明确的定义：医疗健康大数据是在人们疾病防治、健康管理等过程中产生的与医疗健康相关的数据。这一定义既聚焦了医疗健康这个核心领域，也涵盖了大健康等广泛领域。

医疗健康大数据按照数据来源大致分为四类：一是临床大数据，包括电子健康档案、生物医学影像信息、电子病历等；二是健康大数据，如可穿戴设备记录的个人长期、连续的健康数据；三是生物大数据，这是通过临床实验、生物医学实验等获取的研究数据；四是运营大数据，主要指各类医疗机构、保险公司、药店以及健康管理平台的运营数据。

近年来，国家高度重视医疗健康大数据，出台了一系列政策以支持和促进其发展。"十二五"期间，国家提出深化医药卫生体制改革，加强医疗卫生领域的信息化建设；"十三五"期间，国家开始大力推动建设以电子病历为核心的临床信息化系统，大力促进医疗健康大数据应用，健全"互联网+医疗健康"的标准体系和监管制度，特别是在新冠疫情发生后，国家充分利用大数据、云计算、人工智能等新一代信息技术，推动了医疗云平台一体化；"十四五"规划提出，要加快医疗平台标准化、一体化，深度运用 5G 技术打造智慧医院，深化新场景、新技术的应用，推动医疗信息化向高质量发展。

从具体政策来看，近年来与医疗健康大数据相关的政策文件有 9 个：一是 2015 年 9 月国务院出台的《促进大数据发展行动纲要》，明确提出要率先在医疗、卫生、就业和社保等重要领域实现公共数据资源合理开放；二是 2015 年 7 月国务院发布的《关于积极推进"互联网+"行动的指导意见》，要求加快发展基于"互联网+"的医疗健康养老新兴服务；三是 2016 年 6 月国务院下发的《关于促进和规范医疗健康大数据应用发展的指导意见》，这是第一个聚焦医疗健康大数据的国家级文件，提出到 2020 年建成国家医疗卫生信息分级开放的应用平台，实现人口、空间地理等基础数据资源跨部门、跨区域共享，医疗、医药、医保和健康各相关领域数据融合应用取得明显成效；四是 2016 年 10 月中共中央、国务院印发的《"健康中国 2030"规划纲要》，明确提出要加强医疗健康大数据应用体系的建设，推进基于区域人口健康信息平台的医疗健康大数据的开放共享、深度挖掘和广泛应用；五是 2018 年 4 月国务院办公厅颁布的《关于促进"互联网+医疗健康"发展的意见》，对医疗健康大数据开发应用提出明确要求；六是 2018 年 9 月国家卫健委发布的《国家医疗健康大数据标准、安全和服务管理办法（试行）》，对医疗健康大数据的具体应用提出了标准、服务方面的规范性要求；七是 2021 年 3 月发布的《中华人民共和国国民经济和社会发展第十四个五年规划和 2035 年远景目标纲要》，指出要完善电子健康档案和病例、电子处方数据库，加快医疗卫生机构数据共享，推进医学影像辅助判读、临床辅助诊疗等应用，运用大数据提升对医疗机构和医疗行为的监管能力；八是 2022 年 11 月国家卫健委、国家中医药管理局和国家疾控局印发的《"十四五"全民健康信息化规范》，提出了八大主要任务和八大优先行动，核心之一就是医疗健康大数据的应用发展；九是 2022 年 12 月中共中央、国务院印发的《关于构建数据基础制度更好发挥数据要素作用的意见》，也被称为"数据二十条"，提出要以促进数据合规高效流通使用、赋能实体经济发展为主线，以数据产权、流通交易、收益分配、安全治理为重点，深入参与国际高标准数字规则制定，构建适应数据特征、符合数字经济发展规律、保障国家数据安全、彰显

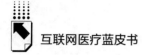

创新引领的数据基础制度。以上政策文件为包括医疗健康大数据在内的大数据广泛流通、应用提供了制度性基础。

梳理国家政策脉络，医疗健康大数据政策的发展历程大致分为4个时期：一是2009~2013年的"政策萌芽期"，主要包括原卫生部制定的关于人工智能在医疗领域应用的政策文件；二是2013~2015年的"政策形成期"，多个政府部门积极参与医疗健康大数据的政策制定；三是2016~2017年的"政策发展期"，关于医疗健康大数据的政策相对比较集中，特别是《关于促进和规范医疗健康大数据应用发展的指导意见》将医疗健康大数据首次纳入国家大数据战略布局；四是2018年后的"政策完善期"，有关部门针对医疗健康大数据的具体应用场景、应用规范出台了相关的政策（见图1）。

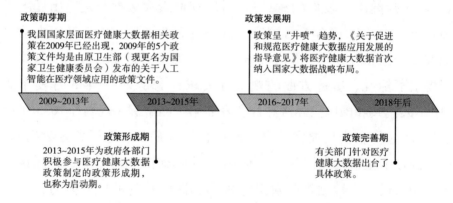

图1 医疗健康大数据政策的发展历程

资料来源：根据网上公开资料整理。

国家积极制定医疗健康大数据相关政策有3个驱动因素：一是国家战略需要，我国是第一个把大数据作为生产要素的国家，将大数据视为数字经济时代的核心战略资源，医疗健康大数据是其中的重要组成部分；二是社会刚性需求，进入新时代，随着社会基本矛盾的转变，健康成为美好生活的最重要内容之一，尤其是新冠疫情席卷全球之后，全社会的生命健康意识不断增强，需求也不断增长；三是技术发展支持，由于信息化建设的推进以及物联网、5G、深度学习、区块链等技术和穿戴设备的普及，医疗健康大数据数量急剧增长，应用覆盖面进一步扩大。

国家在医疗健康大数据发展政策上的聚焦点包括4个方面：一是大数据建设，通过信息化加强基础建设；二是大数据应用，通过应用推动医疗健康大数据的技术性落地发展；三是大数据服务，以服务人民健康为最终目的，提高大数据在预防、治疗、康复一体化方面的服务能力；四是人工智能发展，这是医疗健康大数据未来应用和发展的技术基础。

二　医疗健康大数据产业应用及价值

有研究认为，医疗健康大数据产业应用和价值包括医学研究、临床研究、新药研发、公共决策、DRGs（疾病诊断相关分组）和保险服务等。也有研究认为，可以从生活方式、诊断治疗、临床研发、机构协作、体系搭建5个层次考察：生活方式是最普及的，和每个人密切相关，如通过可穿戴设备为用户提供健康管理、疾病预测等；诊断治疗是通过认知技术、机器学习等技术，实现在线问诊、远程医疗、精准治疗，提高医疗服务质量；在临床研发方面，通过基因测序、影像识别等技术可以挖掘更多维度的数据，缩短临床验证的周期，提升新药研发效率；机构协作是依托医疗健康大数据，通过优化供应链管理等方式提升医院、诊所、药店等医疗机构的管理效率；体系搭建是通过信息化、在线问诊、远程医疗等技术，连接上下级医院机构，实现区域和整体数据共享，给公共管理、决策提供支持。

从医疗健康大数据产业角度来讲，根据相关的研究，全球医疗健康大数据产业按照产品的形态分成三大类：一是数据处理服务商，聚焦如何处理大数据，提供基于处理的分析、服务等；二是信息化厂商，聚焦医疗健康大数据硬件基础化建设，以构建各种信息系统为主；三是数据安全服务商，为医疗健康大数据各种系统提供安全保障等。从具体厂商来看，有智能硬件厂商、物联网厂商、云服务提供商等。

医疗健康大数据往往包含疾病诊断、治疗以及检查等多个方面的内容，且各类数据是相互联系的，它们组成了一个密不可分的整体。医疗健康大数据在医院端有 3 个很重要的应用。一是应用在诊疗上，通过对信息化系统和医疗健康大数据的应用，能够减少病因不确定造成的治疗延误，提高治疗资源的利用效率，在此基础上推进各个工作环节的优化，使诊断效率得到提升，通过医疗健康大数据分析，为实现精准诊疗提供支持和服务。二是应用在医学研究上，生命科学领域的数据研究，如基因组学、蛋白质组学数据分析挖掘，疾病病因探究和药物靶向治疗，以及最近得到广泛关注的数字疗法都基于医疗健康大数据，生物医疗探索、开发新药研制的仿真环境等，都是很好的应用。三是应用在管理上，医疗健康大数据可以为推动医院管理流程优化、绩效提升服务，可以开发数据处理模型和工具，为医学研究提供强大的支持。此外，医疗健康大数据可以对现有的医疗支付体系进行优化，进而在减轻现有医疗支付体系压力的基础上提高企业的运行效率；通过整合相关疾病的发生概率、实际治疗过程中的费用支出，为保险公司新产品的开发提供参考，从而在保证保险公司自身效益的基础上尽可能地为患者减轻治疗期间的经济负担；医院通过对内部药品及器械的流通数据进行分析汇总，也可以优化药品及器械库存管理，进而从宏观层面降低医院的运营成本。

医疗健康大数据应用的另一个重要场景是公共卫生领域，在疫情期间，医疗健康大数据在流调、健康码等管理工具的开发上起到重要作用，为疫情防控和公共决策提供了强大的支持。一是实现精准疫情防控。传统的疫情防控具有信息获取低效、政策传达条块分割、防控组织手段滞后和防控主体协作困难等弊端。针对复杂多变的疫情形势，通过医疗健康大数据及时跟踪并判断风险系数，能在短时间内快速遏制疫情蔓延的势头。医疗健康大数据能够提供可追踪、可视化和精细化的管理，对于提高我国应急管理能力和水平具有重要的作用。二是提高决策科学性。对于医疗机构内的管理及行政部门来说，对现有的数据进行分析利用并从实际需求出发构建完善的数据统计系统，可以为决策及各项工作的落实提供参考；可以优化工作流程、提高办公效率，减少机械性的重复录入操作；可以从医疗健康大数据中找出规律，为决策者提供分析问题、建立模型的方式方法，提高决策的科学性。

三　医疗健康大数据应用的问题及瓶颈

医疗健康大数据有很广泛的应用、很重要的价值，但在实际应用中确实也遇到很多问题和瓶颈，主要包括数据采集、数据治理、数据监管、数据安全、数据共享5个方面。

一是数据采集。医疗健康大数据较为庞杂，提升了数据采集的难度。一方面，医院内各种信息化系统叠加，建设的时间、厂商不一样，数据采集途径、工具也不一样，采集耗时耗力；另一方面，医疗健康大数据类型多样，包括文字、图片、影像、声音等，非格式化数据多，缺乏统一标准，导致数据质量较差、冗余数据多、误采数据多、无效数据多等，很多还需要人工采集、录入。医疗机构对医疗健康大数据的认识程度不够深入，且缺乏对信息进行综合分析、研判的能力，使得信息应用层次不高，导致信息的预测、预警和服务决策等功能产生误差。

二是数据治理。医疗健康大数据随时随地都在产生，如在各医疗机构里面，随着患者就诊，数据在大量、实时、不断产生。如果不进行有效的治理，数据会越积越多，而且越来越乱。数据治理具体涉及数据怎样校验核查、怎样合理利用等问题，同时面临数据建设人才缺乏的问题。

三是数据监管。在医疗健康大数据应用、交易乃至整个产业发展过程中，安全问题、个人隐私问题需要引起重视。在监管方面，美国、欧洲等发达国家和地区已经有了一些经验，而我国数据监管仍处于起步阶段，还没有建立专门机构，在具体应用上已有的监管办法还有待完善，存在如何通过必要、科学、有效的监管，既保障数据安全，又促进数据应用的难题。

四是数据安全。主要包括两个方面：一方面，医疗健康大数据关系个人隐私，对数据安全方面的要求比较高，在数据采集、存储、共享、分析过程当中，有可能存在隐私泄露风险；另一方面，医疗健康大数据涉及人口健康信息等国家重要战略资源，在技术和管理上的要求比普通的数据资源要高得多，安全性要求也越来越高。

五是数据共享。这是当前医疗健康大数据在产业应用当中很普遍的瓶颈。医疗健康大数据来源复杂，分散在不同的系统当中，"数据孤岛"现象比较明显，很难实现数据共享。虽然各个层面都在采取积极的措施努力推动共享，但数据共享安全问题，数据共享效益问题，以及数据知识产权、所有权归属问题等，大大阻碍了数据共享。

要解决上述问题，完善法律是重点。尽管我国现在出台了一些政策，但如果要在医疗健康大数据领域形成刚性要求、更好地规范市场主体行为，还需要进一步完善立法体系，包括数据产权立法、数据交易环节立法、数据安全立法等。

四　医疗健康大数据的应用探索

中国诚信信用管理股份有限公司（以下简称"中国诚信"）是

中国成立最早、最专业的信用管理服务商，从 2018 年开始进入大健康领域，致力于做大健康领域以信用管理服务为核心的第三方服务商。信用评价是基于数据的评价，没有数据就没有评价，评价必须依靠数据。因此，中国诚信这些年在大健康领域的大数据应用方面围绕医保做了三个方向的探索。

一是医保信用管理。从 2019 年开始，中国诚信配合国家医保局研究制定相关规范办法，参与医保基金监管"两试点一示范"工作。在医保信用管理当中，通过系统采集数据，基于数据对各主体（包括定点医院、定点药店以及其他个人主体等）做信用评价。基于这个场景，中国诚信有了医保信用大数据，信用评价是综合评价，涉及医保工作各个环节，因此会产生大量的综合数据。有了医保信用评价结果之后，能够产生哪些"信用+"的应用呢？医疗保障的信易贷项目就是一个典型例子，很多金融机构需要对申请贷款的对象进行更全面的评价，用来规避风险。过去基于金融数据当然可以做一部分的判断，而医保信用评价结果也是一个重要参考，中国诚信在山东东营、广西南宁等地与相关金融机构、银行探索开展相应合作。

二是医保信用监管稽核。加强医保基金监管的目的是确保医保基金安全并提高其使用效率，把医保基金用好。从用好的角度出发，中国诚信基于医保信用管理系统开发了风险预警系统和日常监管稽核系统，结合标准化的检查流程，根据医保基金风险监管规则，通过配置大数据的预警分析模块、智能引擎模块，锁定疑点数据，从点到面全面筛查问题清单，针对医保风险群体和风险环节进行重点数据锁定和跟踪，给医保部门提供风险预警，同时为具体核查、检查工作的实施提供依据。

三是信用就医服务。"先就医、后付费"的信用就医服务能进一步推动医保信用主体评价落地、评价结果实际应用以及"政银合作"新模式的形成，也是医保信用业务商业化开发的重要领域。2023 年

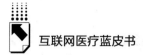

上半年，经过研讨论证后，中国诚信制定了信用就医服务产品方案，完成了信用就医系统的用户功能设计和演示软件版本开发，以及信用就医产品的授信和风控模型的研发，开展了信用就医 HIS（医院信息系统）和银行系统对接功能的改造开发，在兰州、福州、泰安等地推动医保部门、银行、医院等落地实践。下一步，中国诚信将尽快推动相关城市的应用项目落地，未来将打造"服务+软件+硬件"的综合应用业务生态。

医疗健康大数据是未来产业应用风口，有巨大价值，中国诚信未来也希望和相关机构、相关市场主体一起，既加强对这方面的研究，也加强在这方面的应用探索，共同促进医疗健康大数据应用高质量发展。

应 用 篇

Application Reports

B.4
医疗机构大数据与药物政策评价

——以药品集中带量采购为例

杨 莹　毛宗福

摘　要： 药物政策是深化医改、缓解群众看病就医难题的重要抓
手。我国于 2018 年试点和逐步建立药品集中带量采购制
度，成为医保战略性购买的典范。为挖掘医疗机构大数据
在药物政策监测评价方面的优势及实践路径，本报告在
"药品使用监测数据宏观分析指标研究"项目的基础上，
以首批药品集中带量采购的 3 个核心阶段为考察对象，开
展基于全国公立医疗机构药品采购使用大数据的政策追踪
评价研究。研究发现，公立医疗机构未中选与中选药品用
量呈现"二八"特征，中选药品更多流向基层医疗机构，
药品使用趋于集中、优质、便捷。集采品种使用率大幅增
长，群众用药需求得到满足，但同时存在过度用药等风
险。药品采购呈现"五五五"现象，药品费用大幅降低，

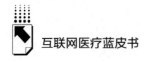

药企市场格局得到重塑；中选企业在试点期的药品费用增减情况与其在续约期退出与否存在显著关联，揭示利润因素对企业续约决策的影响。本报告发现基于医疗大数据的药物政策分析评价具备应用价值和科学性、可行性，建议发挥大数据优势支撑政策协同与整体性治理，进一步推动集采药品临床合理使用，引导形成合理价格，促进药品使用供需匹配。

关键词： 医疗大数据　药物政策　药品集中带量采购制度

一　相关背景

国家药物政策是国家卫生健康政策的重要组成部分。2009 年国家深化医药卫生体制改革启动之初，为了尽快建立完善基本医疗卫生制度框架，有效缓解人民群众看病就医突出问题，国家以建立基本药物制度为抓手，推动政府办基层医疗卫生机构综合改革，包括在基层医疗卫生机构首推药品"零差率"政策、实行财务"收支两条线"管理，以破除长期形成的"以药养医"顽症。2018 年，国家在北京、天津、上海、重庆、沈阳、大连、厦门、广州、深圳、成都和西安 11 个城市开展试点（以下简称"4+7"试点），初步构建了药品集中带量采购制度；2019 年，国家将"4+7"试点扩展至山西、内蒙古、辽宁等 25 个省级联盟范围。药品集中带量采购制度成为我国医保战略性购买的典范，开启了以价格形成机制为抓手、促进"三医"协同发展的医改新格局。

国际社会历来重视国家药物政策，1975 年，世界卫生大会通过第 28.66 号决议，要求世界卫生组织（WHO）帮助成员国制定国家药物政策，旨在系统解决可持续的药品可及、质量保证和科学使用等问题。在 WHO 的支持下，许多国家纷纷建立国家药物政策行动规划。1988 年和 2001 年，WHO 分别出版了《制定国家药物政策指导原则（第一版）》《如何制定和实施国家药物政策（第二版）》，为推进发展中国家药物政策的制定提供了指导纲领。与此同时，WHO 多次举办与国家药物政策相关的国际大会，回顾和总结各国药物政策制定及实施的情况，强调开展国家药物政策监测评价的重要性，并于 1999 年出版《国家药物政策监测指标实用手册》。

近年来，我国药物政策制度建设发展很快，为深化医药卫生体制改革做出了重大贡献。但是，基于数据的药物政策评价理论与实践相对滞后。武汉大学受国家相关部门委托，承担了基于多源大数据的"药品使用监测数据宏观分析指标研究"项目。首先，以"结构—过程—结果"三维评价理论为基础，参考 WHO 国家药物政策评价框架，聚焦药品领域"中国特色"问题，确定药品使用大数据宏观分析评价框架。其次，采用文献研究法，系统梳理近年来药品使用监测、药物政策监测评价相关文献，形成监测和分析评价指标库，运用专家咨询法构建药品使用监测与宏观分析评价体系。最后，根据数据源逐一界定监测数据及分析评价指标口径，制定药物政策宏观分析评价数据与指标集。该数据与指标集包括药品基础信息、政策信息、采购使用信息、医疗机构信息和医药企业信息 5 个方面，有 3 个一级指标、9 个二级指标、70 个三级指标，为建立药物政策监测与分析评价框架提供参考。

为进一步验证"药品使用监测数据宏观分析指标研究"项目产出的药物政策监测与分析评价框架的科学性、可行性和应用价值，本报告采用纵向连续跟踪数据采集方式，以首批国家组织药品集中带量采购中选的 25 个通用名药品（以下简称"集采品种"）

为例，依次按照 2018 年"4+7"试点、2019 年"4+7"试点扩围、2020 年"4+7"试点续约 3 个时间阶段，通过全国公立医疗机构药品采购使用大数据，对药品集中带量采购制度实施效果及影响进行分析评价，以期探索医疗机构大数据支撑宏观药物政策分析评价及持续改进优化的经验。由于篇幅限制，第一部分"药品使用监测评估指标研究"和第二部分"全国公立医疗机构药品采购使用大数据采集、归并、清洗、结构化"从略，重点介绍第三部分"基于医疗机构大数据的药品集中带量采购制度分析评价"，药品使用监测与药物政策分析评价技术路线见图 1。

二 "4+7"试点政策评价

2018 年 11 月 14 日，中央全面深化改革委员会第五次会议审议通过《国家组织药品集中采购试点方案》，随后组织"4+7"试点，遵循通用名品种竞价、量价挂钩、单一产品中标规则。2019 年 3 月，11 个试点城市开始按中选价格执行药品采购使用，约定采购周期为 12 个月。若在采购周期内提前完成约定采购量，超出部分仍按中选价采购，直至采购周期届满。依据国家联采办《4+7 城市药品集中采购中选品种表》和《国家组织药品集中采购和使用试点工作监测方案》，"4+7"试点的首批集中带量采购相关药品，按照"中选"与否，划分为"中选药品"与"未中选药品"；按照药品通用名，划分为"集采品种"与"可替代品种"；按是否原研创新，划分为"原研药"与"仿制药"。其中，中选仿制药品均为通过质量与疗效一致性评价的药品。

数据来源于国家药品供应保障综合管理信息平台，包括全国 31 个省（区、市）公立医疗机构药品采购数据，涉及近 7 万家各级医疗机构以及近 5 千家医药生产企业的 7 万多种药品，年订单采购金额

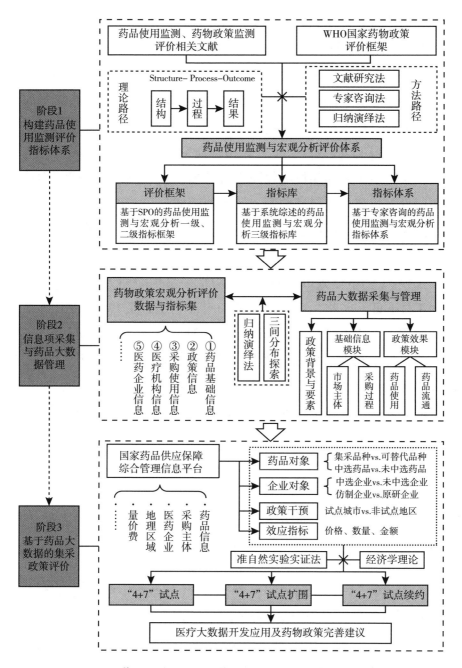

图1 药品使用监测与药物政策分析评价技术路线

为1万亿元左右。国家药品供应保障综合管理信息平台原始字段包括：药品YPID编码、药品大类、药理学分类、品种通用名、药品通用名、产品商品名、剂型、规格、转换系数、材质包装、最小包装单位（制剂单位）、生产企业、药品价格、订单数量、采购金额、配送企业、医疗机构等级、医疗机构属性等。

"药品使用监测数据宏观分析指标研究"项目中，受资料可得性限制，仅采用国家药品供应保障综合管理信息平台数据开展药物政策实证评价，按照可获得性原则对药品使用监测与宏观分析评价框架的已有指标进行了适度取舍，但并不妨碍对药品集中带量采购制度核心要义的评价。

首批11个试点城市"4+7"采购结果落地时间为2019年3月1日至4月1日。因此，本报告以2018年4月1日至12月31日为政策干预前期，以2019年4月1日至12月31日为政策干预期。因福建、河北两省自主实施了价格"跟标政策"，本报告排除11个试点城市以及福建、河北两省，将全国其他地区视作"非试点地区"，对政策执行前后以及试点城市与非试点地区进行双重比较，以揭示药品集中带量采购制度的影响。

（一）基本情况

"4+7"试点城市常住人口接近2亿人，非试点地区常住人口超过11亿人。按药品通用名纳入"4+7"试点的品种有31个，25个品种有中选企业，中选药品平均降价52%，最高降幅达96%。根据药品ATC大类分类，中选药品中心血管系统药物有9个、神经系统药物有6个、系统用抗感染药有3个、抗肿瘤药和免疫机能调节药有3个、消化道及代谢用药有1个、呼吸系统药物有1个、血液和造血系统药物有1个、肌肉—骨骼系统药物有1个。其中，过评仿制药22个，原研药3个（吉非替尼片、福辛普利钠片、氟比洛芬酯注射液），涉及 16 家中外制药企业，中选药品在"4+7"试点城市医疗机构的渗透率大幅提升，原研药"专利悬崖"现象在我国初显。

（二）采购量与采购金额

1. 集采品种合计采购量①

集采政策实施后，"4+7"试点城市集采品种合计采购量增长 13.8%，可替代品种增长 0.8%。其中，抗肿瘤药和免疫机能调节药、系统用抗感染药增幅最大，分别增长 295.9%、240.3%。非试点地区集采品种采购量增长 15.8%，可替代品种增长 8.6%。其中，抗肿瘤药和免疫机能调节药、系统用抗感染药分别增长 184.1%、50.6%。综上可以发现：第一，与非试点地区比较，"4+7"试点城市可替代品种增幅明显偏小，说明存在集采品种替代可替代品种的现象；第二，"4+7"试点城市与非试点地区的抗肿瘤药和免疫机能调节药采购量均大幅增长，与我国肿瘤患者就医人次增长态势一致，其中"4+7"试点城市用量增幅更加明显，说明药品集中带量采购制度增强了患者用药的可及性；第三，与非试点地区比较，"4+7"试点城市系统用抗感染药采购量大幅增长，说明"4+7"试点城市可能存在抗菌药物过度使用风险，且抗菌药物易发生滥用。

2. 集采品种政策实施前后各分类药品采购市场份额

集采政策实施前后，"4+7"试点城市原研药采购量占比由 25.6%下降到 11.0%，说明出现过评仿制药替代原研药现象，但中选仿制药替代未中选仿制药现象更明显。由表 1 可知：第一，通过药品集中带量采购制度，中选药品与未中选药品采购比例由 2∶8 变为 8∶2，出现"二八"现象，从中选药品市场集中度提高角度来看，

---

① 以 DDDs 计，下同。

达到了政策目标；第二，政策实施后 25 个集采品种采购总费用节省近 50%，实现了政策目标。但是，政策实施后中选药品与未中选药品采购金额几乎各占 50%，特别是未中选仿制药在政策实施后的采购量占比仅为 5.4%，但采购金额占比为 18.3%，说明在药品集中带量采购制度之外的市场份额中，医疗机构仍然偏好采购高价仿制药。非试点地区没有出现上述现象，政策实施前后各类药品采购量和采购金额相对稳定。

表 1　"4+7"试点城市集采品种政策实施前后采购量和采购金额变化

单位：%

类别	采购量变化			采购金额变化		
	前后增长率	政策实施前占比	政策实施后占比	前后增长率	政策实施前占比	政策实施后占比
中选药品						
原研	87.7	0.6	1.0	25.4	0.7	1.8
仿制	390.6	19.4	83.6	57.4	15.3	47.8
小计	381.7	20.0	84.5	55.9	16.0	49.7
未中选药品						
原研	−54.3	25.0	10.0	−58.9	39.2	32.1
仿制	−88.8	55.0	5.4	−79.5	44.8	18.3
小计	−78.0	80.0	15.5	−69.9	84.0	50.3
合计	13.8	100.0	100.0	−49.8	100.0	100.0

资料来源：国家药品供应保障综合管理信息平台。

3. 集采品种价格变化

以 2018 年为基期，以 25 个集采品种为统计单元，计算"4+7"试点城市帕氏指数为 0.43，非试点地区为 0.90，说明"4+7"试点城市价格下降明显。可能受"4+7"试点的影响，非试点地区价格也略有下降。进一步分析"4+7"试点城市的药品日均费用发现，中选药品日均费用下降 67.6%，未中选药品上升 37.0%，集采品种总体日均费用下降 55.8%，说明"4+7"试点城市集采品种价格下降主要源于中选药品，政策对未中选药品没有产生价格外溢现象，应加强未中选药品采购使用监管和价格治理。

三 "4+7"试点扩围政策评价

"4+7"试点运行监测分析表明，试点启动以来取得积极进展和成效。因此，2019 年 9 月，国家医保局等 9 部门印发《关于国家组织药品集中采购和使用试点扩大区域范围的实施意见》，决定以国家组织药品集中采购和使用试点中选的 25 个通用名药品为采购范围，由山西、内蒙古、辽宁、吉林、黑龙江、江苏、浙江、安徽、江西、山东、河南、湖北、湖南、广东、广西、海南、四川、贵州、云南、西藏、陕西、甘肃、青海、宁夏、新疆（含新疆生产建设兵团）25 个省（区）组成联盟，扩大国家组织药品集中采购和使用试点区域范围。至此，首批国家集采品种的采购和使用覆盖全国。

"4+7"试点扩围延续了"4+7"试点的主要思路、基本原则和政策措施，同时对个别规则进行了优化。例如，采购主体包括所有公立医疗机构、军队医疗机构和自愿参加的社会办医保定点医药机构；根据中选企业的数量按上年历史采购量的 50%~70% 确定约定采购量；企业报价不高于"4+7"试点中选价格，每个集采品种中选企业一般不超过 3 家，每个省（区、市）仍实施单一产品供应，采购协议期限为 1~3 年。考虑 2020 年受新冠疫情影响，本报告以 2019 年 7 月 1 日至 12 月 31 日为扩围政策干预前期，以 2020 年 7 月 1 日至 12 月 31 日为扩围政策干预期，通过政策实施前后比较，分析"4+7"试点扩围地区 25 个集采品种相关药品的采购使用变化。

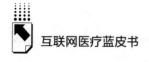
（一）基本情况

共有 77 家企业报名参与"4+7"试点扩围集中带量采购，按通用名纳入集采的 25 个品种全部有企业中选，共计有中选企业 45 家、中选药品 60 个。与"4+7"试点扩围联盟地区 2018 年最低采购价相比，中选价平均降幅达 59%；与"4+7"试点中选价格相比，平均降幅达 25%。与"4+7"试点比较，企业参与更多，中选企业和中选产品更多，通过规则优化，中选概率大幅提高。其结果说明：第一，通过"4+7"试点，企业对药品集中带量采购制度建立了参与信心；第二，"4+7"试点扩围通过提高企业和产品中选概率，强调适度竞争，可以进一步调动企业积极性，引导企业专注产品的性价比；第三，"4+7"试点扩围通过延长采购协议期限，更好地稳定了市场预期、药品供应和临床使用。

（二）采购量与采购金额

1. 集采品种合计采购量

扩围政策实施后，"4+7"试点扩围联盟集采品种合计采购量增长 18.9%，可替代品种增长 0.5%，与"4+7"试点城市结果相近。这进一步说明：可能存在集采品种替代可替代品种现象；药品集中带量采购制度增强了患者用药的可及性，特别是抗肿瘤药和免疫机能调节药更加明显；存在抗感染药过度使用的风险。

2. 集采品种政策实施前后各分类药品采购市场份额

由表 2 可见，"4+7"试点城市的"二八"特征和"五五五"现象，在"4+7"试点扩围时重现。"二八"特征即中选药品采购量由政策实施前的"二成"增加到"八成"，中选仿制药同时替代未中选原研药和仿制药，其中，对未中选仿制药的替代效应更加明显。"五五五"现象即 25 个集采品种采购量有所增长，采购费用节省 50% 左右，政策实施后中选药品与未中选药品的采购金额占比均在 50% 左右。

表 2　"4+7"试点扩围联盟集采品种政策实施前后采购量和采购金额变化

单位：%

类别	采购量变化			采购金额变化		
	前后增长率	政策实施前占比	政策实施后占比	前后增长率	政策实施前占比	政策实施后占比
中选药品						
原研	14.7	5.8	5.6	−60.1	12.3	12.0
仿制	386.9	18.5	75.9	17.6	11.8	33.8
小计	298.1	24.3	81.5	−22.1	24.0	45.8
未中选药品						
原研	−52.3	21.6	8.7	−60.2	28.9	28.1
仿制	−78.3	54.1	9.8	−77.3	47.1	26.2
小计	−70.9	75.7	18.5	−70.8	76.0	54.2
合计	18.9	100.0	100.0	−59.1	100.0	100.0

资料来源：国家药品供应保障综合管理信息平台。

3. 集采品种价格变化

以 2019 年为基期，"4+7"试点扩围政策实施后，中选药品日均费用下降 80.4%，25 个集采品种日均费用下降 65.6%，均高出"4+7"试点城市 10 个百分点左右，其主要原因是"4+7"试点扩围的中选药品价格再次下降。进一步分析发现，未中选药品的日均费用上升 0.4%，保持相对稳定，没有重现"4+7"试点城市上升 37.0% 的现象，主要原因是在"4+7"试点扩围政策实施期，国家对未中选药品的使用数量和使用金额采取了更加严厉的"一揽子"监管措施。

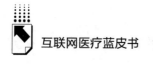

四 "4+7"试点续约政策评价

（一）基本情况

根据国家组织药品集中带量采购试点相关政策文件规定，"4+7"试点城市首个约定采购周期为12个月，2020年3~4月，"4+7"试点城市各自采取多种方式，开展首批25个集采品种的采购续约工作。通过对11个试点城市相关政策文件的梳理，发现续约方式主要有两种：一是以"4+7"试点扩围期价格为基准价，与生产企业重新议价并确定约定采购量，如上海、重庆、北京、天津、西安、成都等城市；二是以所在省级"扩围"价为标的价，"4+7"试点期中选企业优先，采用简单续约模式，与试点期中选企业或省级"扩围"供应企业确定约定采购量，与省级"扩围"协议期限一致，如沈阳、大连、厦门、深圳、广州等城市。

（二）采购量与采购金额

1. "4+7"试点城市试点期与续约期采购量和采购金额变化

试点前（2018年4~12月）、试点期（2019年4~12月）、续约期（2020年4~12月）3个阶段的原研药采购数量占比分别为25.6%、11.0%、10.9%，采购金额占比分别为39.9%、33.9%、33.8%（见表3）。仿制药替代原研药的情况主要发生在首个约定采购年，续约期相对平稳。将25个集采品种按中选药品和未中选药品细分，发现医疗机构采购市场格局变化主要发生在首个约定采购年，续约期相对平稳。

表3 "4+7"试点城市3个阶段集采品种采购量和采购金额构成比

单位：%

类别	采购数量构成比			采购金额构成比		
	试点前	试点期	续约期	试点前	试点期	续约期
中选药品						
原研	0.6	1.0	1.6	0.7	1.8	4.7
仿制	19.4	83.6	84.1	15.3	47.8	46.5
小计	20.0	84.5	85.7	16.0	49.7	51.1
未中选药品						
原研	25.0	10.0	9.3	39.2	32.1	29.1
仿制	55.0	5.4	5.1	44.8	18.3	19.8
小计	80.0	15.5	14.3	84.0	50.3	48.9
合计	100.0	100.0	100.0	100.0	100.0	100.0

资料来源：国家药品供应保障综合管理信息平台。

2. "4+7"试点城市试点期与续约期中选与未中选药品采购量和采购金额变化

以2018年4~12月为基期，25个集采品种按照在"4+7"试点城市试点期和续约期中选与否，可以划分为4种类型：一是试点期与续约期均中选，二是试点期中选而续约期未中选，三是试点期未中选而续约期中选，四是试点期和续约期均未中选。由2019~2020年4种类型的采购量环比和采购金额环比变化可见：第一，续约期集采品种采购量环比为3.6%，与同期全口径药品采购量增幅相近，市场容量趋于稳定，说明集采品种对可替代品种的替代现象主要集中在首个采购协议年；第二，续约期继续中选的药品，在试点期呈现"量费"双增长，续约期未中选的药品，在试点期则呈现明显的"量增费减"现象，说明续约期退出集采的原因可能是"成本—利润"倒挂或者利润过低（见表4）。因此，完善药品集采和续约规则，健全价格形成机制，尽快发现药品"量费"同步的均衡点，防止"价格内卷"，长周期稳定市场供应、保障临床用药，是增强我国药品集中带量采购制度生命力的关键点。

表4   2019~2020年"4+7"试点城市试点期与续约期中选与未中选药品采购量和采购金额环比

单位：%

类型	采购量环比		采购金额环比	
	2019年	2020年	2019年	2020年
试点期与续约期均中选	449.4	11.6	35.5	-8.6
试点期中选而续约期未中选	314.8	-97.5	-36.9	-92.5
试点期未中选而续约期中选	-66.0	5628.8	-66.8	281.9
试点期与续约期均未中选	-80.1	-5.2	-72.7	-19.4
集采品种合计	15.9	3.6	-50.4	-18.1

资料来源：国家药品供应保障综合管理信息平台。

3.中选药品采购使用流向

对于集采中选药品而言，无论是"4+7"试点城市，还是"4+7"试点扩围联盟，其采购量在首个协议年均呈现"二八"特征，为进一步了解中选药品"放量"流向特征，本报告针对"4+7"试点城市的试点期、续约期，以及"4+7"试点扩围联盟，按照医疗机构等级划分，分别分析不同阶段中选药品采购量环比变化。研究发现，无论是试点期，还是续约期，"4+7"试点城市基层医疗机构"放量"均较大，这种现象在"4+7"试点扩围联盟更加明显（见表5）。"4+7"试点扩围联盟的基层医疗机构"放量"更加明显的主要原因，一方面是中选药品价格更低，另一方面是服务人群中农村人口比例更高。这说明集中带量采购大幅降低了药品价格，有利于增强基层药品可及性，惠及农村患者，也有助于实现分级诊疗。

表5　首批国家集采中选药品不同等级医疗机构采购量环比

单位：%

不同等级机构	"4+7"试点期环比	"4+7"续约期环比	"4+7"扩围期环比
中选药品			
三级医疗机构	292.9	-4.9	637.8
二级医疗机构	360.7	10.8	730.0
基层医疗机构	559.6	11.8	1066.5
未中选药品			
三级医疗机构	-66.1	-6.5	-73.4
二级医疗机构	-81.5	-3.8	-67.0
基层医疗机构	-86.9	1.1	-68.1

资料来源：国家药品供应保障综合管理信息平台。

五　集采品种配送情况

以湖北省公立医疗机构首批25个国家组织集采品种为例，受新冠疫情影响，湖北省"4+7"试点扩围政策从2020年6月开始实施，截至2022年12月，三级医疗机构、二级医疗机构和基层医疗机构的中选药品配送率分别为89.4%、91.9%和75.6%，未中选药品配送率分别为87.1%、92.3%和82.4%。中选药品与未中选药品配送率在二级、三级医疗机构相近，在基层医疗机构整体偏低。提高基层医疗机构中选药品配送率，满足基层医疗机构用量需求，需要创新药品集采配套政策。

六　小结与建议

本报告应用药品使用监测与宏观分析评价体系，以首批国家组织药品集中采购的25个品种及相关药品为例，基于全国医疗机构药品

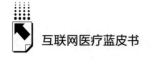

采购使用大数据，对药品集中带量采购制度纵向跟踪评价，归纳研究发现与对策建议如下。

（一）基于"4+7"试点的发现及建议

1.首次发现药品采购使用的"二八"特征

药品集中带量采购制度促使中选药品有序替代原研药和未中选仿制药，提高了中选药品的市场集中度和医疗机构渗透率，提升了临床用药质量，有利于促使医药行业改变"小、散、乱""大而不强"的格局。同时，研究发现"单一企业、单一产品"中选规则与我国庞大的医疗体系和人口需求不匹配，存在市场垄断和供应保障风险；以12个月为协议采购周期不利于稳定市场价格与供应预期，也不利于保持临床用药的连续性。因此，"4+7"试点扩围及时进行了规则优化，将"独家中选"修改为"多家中选"，将"12个月协议期限"修改为"协议期限为1~3年，按年度确定协议采购量"，并在之后的多批次国家组织药品集中采购实践中继续完善优化"中选规则"、"协议期限规则"和"报量带量规则"。"二八"特征在多批次、多层次化学药品集中带量采购实践中得到印证，但该特征不适用于生物药和中成药集采。

2.首次发现药品采购"五五五"现象

通过"4+7"试点，发现集采品种采购费用减少五成左右、政策实施后中选药品与未中选药品采购费用各占五成左右的"五五五"现象，并在国家组织的多批次化学药品集中带量采购实践中呈现。同时，"4+7"试点中存在未中选药品价格和日均费用上升的反常现象，原因如下：一是未中选仿制药企业认为通过一致性评价增加了企业成本，期望通过提价弥补损失；二是临床用药中倾向选择"价高仿制药"；三是在未中选药品用量结构中，原研药比例上升。因此，要同步加强未中选药品的价格治理和采购使用监管。

3. 集采品种临床采购用量环比上升过快

出现集采品种临床采购用量环比上升过快的原因如下：一是存在集采品种替代可替代品种导致的用量增长；二是药品降价，过去未满足的用药需求得以释放；三是医疗机构或医务人员为尽快完成"带量采购"任务而增加用药，如抗菌药物过度使用。与抗肿瘤药物不同，抗菌药物临床使用易放宽适应证用药、加大剂量用药等，因此为避免抗菌药物滥用风险，抗菌药物带量采购规则需要优化。

（二）基于"4+7"试点扩围的发现及建议

1. 未中选药品价格和日均费用上升现象被遏制

在"4+7"试点扩围期，通过完善未中选仿制药挂网与挂网价格规则，加强未中选药品采购使用监管，未中选药品价格总体趋稳，在试点期观测到的日均费用上升现象得到遏制。但未中选药品市场金额占比五成左右的不合理现象没有得到有效改善。如何推动原研药降价、保障临床用药多样性是困扰药品集中带量采购制度的一个难题。上海曾提出原研药梯度降价规则，但其效果有待评估。

2. 进一步发现存在抗菌药物不合理使用风险

"4+7"试点扩围数据分析评价表明，集采品种实际采购量环比增长过快，一部分可以合理解释，如抗肿瘤药物采购量增长；但抗菌药物及其可替代品种采购量环比增幅过快，难以合理解释。因此，从第二批国家组织药品集中采购开始，纳入集采的抗菌药物的约定采购量相比其他药品下调10%，即常规集采药品的采购量为首年约定采购量计算基数的50%~80%，而抗菌药物的采购量仅为首年约定采购量计算基数的40%~70%。与此同时，各地卫生健康行业学会组织编写了《医疗机构国家组织集中采购药品管理中国专家共识》，配合国家药品集中带量采购制度的实施，指导临床合理采购与使用集采药品，满足临床用药和患者用药的多样性需求。

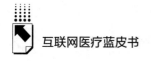

（三）基于"4+7"试点续约的发现及建议

1. 中选药品"量费"均衡是药品集中带量采购制度可持续的关键点

通过"4+7"试点期和续约期数据分析发现，"原中选企业"退出续约的重要特征是试点期采购量大幅增加而采购费用大幅下滑。数据显示，中选药品价格与日均费用在"4+7"试点、"4+7"试点扩围和"4+7"试点续约阶段持续下降。为防止不合理"价格内卷"，稳定市场预期和临床用药供应，第二批国家组织药品集中带量采购制度开始建立"价格保护"规则，不再通过"价低者得"激励企业极限降价；同时，为了规范各地续约行为，稳定国家集采药品接续工作，国家医保局专门印发了《关于做好国家组织药品集中带量采购协议期满后接续工作的通知》。

2. 集采中选药品基层医疗机构采购使用持续"放量"更加明显

集采中选药品基层医疗机构采购使用持续"放量"更加明显的主要原因如下：一是集采药品为市场竞争力相对较强的"成熟药品"；二是早期过评仿制药中基本药物占比更高。但是，基层医疗机构中选药品配送率长期低于二级、三级医疗机构，实施药品集中带量采购制度后，同品种中选药品配送率又低于未中选药品。中选药品配送率低的主要原因是其价格更低。2023年7月，山东省因势利导，采取综合措施畅通"集采药品进基层"活动，并印发《山东省开展集采药品进基层活动实施方案》。

（四）结语

基于药品使用监测与宏观分析评价体系和国家药品供应保障综合管理信息平台大数据开展的国家药品集中带量采购制度评价，诸多研究发现属于首次并在不同政策批次中被重复，诸多建议被国家或地方采纳。一方面表明基于医疗大数据的药物政策分析评价具有较大价值，另一方面证实药品使用监测与宏观分析评价体系科学、合理、可行。

就国家药品集中带量采购制度分析评估结果来看，总体政策效果较好。药品集中带量采购制度的设计遵循市场供需的经济学规律，通过"量价挂钩"的政策手段使医疗机构、医药企业双方恪守"市场契约"精神，政策实施后在"量、价、费"方面的成效显著。药品属于特殊商品，我国将普通商品的价格形成机制移植于医药领域并取得突出成效，就政策工具创新与药品价格体系重构而言，无疑是进步，值得肯定。对于市场相对成熟的药品而言，结合基于医疗大数据的药品临床综合价值，从"供需关系""临床价值"等维度完善药品集中带量采购价格形成机制，既是药品集中带量采购制度发展的方向，也是医疗大数据新的应用场景。

目前，国家组织药品集中带量采购的普遍现象是原研药降价幅度不够大，退出医疗机构的采购使用市场份额较高。如何完善药品集中带量采购制度及其配套政策，引导原研药降价，促进临床合理用药，激励我国仿制药高质量发展，是尚未解决的药品集中带量采购工作难题。

B.5
中国健康与养老追踪调查

赵耀辉　陈欣欣　王亚峰

摘　要： 追踪调查数据在科学研究中发挥着重要作用，已成为国际科学界的共识。中国健康与养老追踪调查（CHARLS）旨在为我国人口老龄化相关问题研究建立最权威的微观数据库。本报告介绍了该调查的基线抽样方案、问卷内容、追踪策略等，同时分析了基于该调查样本开展的生物样本采集、生命历程调查和认知评估国际可比性方案调查等研究项目，凸显该数据库所体现的全国代表性强、应答率高、问卷内容丰富和学科交叉性强等特点。

关键词： 老龄化数据库　CHARLS　追踪调查　交叉学科研究

一　引言

中国已进入老龄化社会，并将在未来几十年持续经历快速老龄化。截至 2021 年，中国有 14.2% 的人口是 65 岁及以上的老年人，这意味着该年龄段的人口比例在 21 年内翻了一番，即从 2000 年的 7% 上升到 14%；相比之下，在高收入国家，65 岁及以上老年人的人口比例用了大约半个世纪才翻了一番。中国已经拥有世界上最多的老年人口，而且老年人口还在不断增长。据预测，到 2050 年，中国 65 岁及以上老年人的数量将达到 3.95 亿人，相当于美国 2022 年总人口的

1.2 倍。高龄老人（80 岁及以上）的数量将达到 1.35 亿人，超过日本 2022 年的人口总量。到 2065 年，中国将成为全球人口最多的 20 个国家中老龄化最为严重的国家。如果应对不当，老龄化社会负担将给中国经济增长带来不利影响。

为应对上述挑战，我国政府已经把积极应对人口老龄化作为国家战略，其中一个重要的举措就是实现健康老龄化，获取长寿红利，使其全部或者绝大部分转化为可利用的生产能力。这样的话，人口老龄化就变成机会而不再是负担。为了实现健康老龄化的目标，需要了解我国老年健康状况，并理解影响老年健康的因素，从而为开展科学的干预提供决策依据。与此同时，与发达国家相比，中国在经历老龄化过程时的收入水平要低得多，而且中国的农村人口更多，老年人的受教育程度较低，可获得的公共服务水平较低。如何解决老年人的赡养问题，是快速发展的中国社会亟待研究的公共议题。

开展上述老龄化相关问题研究的重要条件是有高质量的微观数据。收集能够全面反映我国老龄化特征并动态追踪老龄化演变过程的高质量微观数据，是系统开展人口老龄化相关研究的基础。但是在 2011~2012 年 CHARLS 基线调查之前，我国对中国老龄化相关问题的科学研究还处于起步阶段，最大的障碍是缺乏高质量的微观追踪调查数据。当时中国已经存在不少基于人群样本的健康调查，但是都存在一些问题。最主要的问题是已有的调查通常没有严格遵循随机抽样原则，缺乏全国代表性；另外，在指标选取上，卫生领域的调查过分偏重健康测度，缺乏对社会经济等因素的关注，而社会科学界的调查对健康的客观测量关注不足。由于老年人的福利与其健康状况和社会经济状况密切相关，而且健康状况和社会经济状况本身也是相互关联的，因此中国老龄化问题的研究亟须覆盖面广、问卷内容丰富、健康测度准确的微观数据。CHARLS 正是填补这一空白的尝试，在问卷的广度和精度方面取得了较好的平衡。

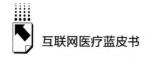

二 CHARLS 的研究设计

CHARLS 是一项具有全国代表性的对 45 岁及以上中老年人的追踪调查，它以美国健康与退休研究（HRS）和世界上相关的老龄化调查如英国老龄化追踪研究（ELSA）为蓝本，对中国中老年人的健康、退休和代际支持状况进行研究。该项目于 2008 年在甘肃和浙江两省开展了预调查，于 2011~2012 年开展了全国基线调查，于 2013 年、2015 年、2018 年和 2020 年分别开展了 4 轮追踪调查，于 2021~2023 年开展了第 6 轮全国调查。

（一）基线抽样

在 CHARLS 的基线调查中，在每个样本家户中有 1 名 45 岁及以上的中老年人及其配偶接受了访问。当年共访问了 17708 名受访者。他们分布在全国 28 个省份 150 个区县 450 个村居的 10257 个家庭中。调查采用分层（按区县的人均 GDP）多阶段（区县—村居—户）PPS 随机抽样方案。

在第一阶段，除了西藏以外，将全国其他所有的区县通过地区排序，在地区内按照城市和农村进行排序，然后再通过人均 GDP 进行排序。地区分类基于国家统计局关于省级地区的分类。经过上述分类（分层）后，以与人口规模成比例的概率随机选取了 150 个区县；对于每个县级单位，以与人口规模成比例的概率随机选取 3 个基本抽样单位（村或城市社区）。因此，CHARLS 在中国的农村和城市地区都具有全国代表性。

由于人口流动在城市化进程中非常普遍，因此将村居一级的住户列表作为抽样框已不再合适，为解决该问题，CHARLS 设计了一个绘图/列表软件（Charls-GIS），利用谷歌地图的图像，列出该村居所有住宅楼的居住单元，用来创建抽样框。

在每个抽样家庭中，访员使用一份简短的筛查表来确定该家庭是否有符合年龄要求的成员。如果一户中有多名超过40岁的人，访员将随机选择其中1名。如果被选中的人的年龄在45岁及以上，其将成为主要受访者，其配偶也成为受访者。如果选中的人的年龄为40~44岁，其将作为预留的备访样本被持续追踪，当其年龄达到45岁以后再进行调查。

在应用权重进行加权处理后，CHARLS基线样本在各年龄段的分布与2010年第六次全国人口普查样本展示的特征非常相似（见图1），体现了该数据具备很强的全国代表性。

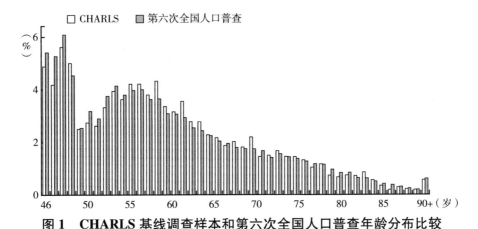

图1　CHARLS基线调查样本和第六次全国人口普查年龄分布比较

说明：本图将第六次全国人口普查45岁以上人口的年龄分布和CHARLS 46岁以上样本的年龄分布做比较，横轴的46指的是CHARLS基线调查中的46岁人群，"90+"表示的是90岁以上的群体，因为超过90岁后，每个年龄的人数都比较少，因此将所有90岁以上的人口汇总后统一表示。

（二）访问和追踪策略

在基线调查中，在每个区县派出2名访员对下属3个样本村居的家庭进行访问。在后续的追踪调查中，一支由6~10名访员组成的队伍被派往两个区县的6个村或社区。访员在北京大学接受包括调研内容和访问技巧在内的相关培训和考核后，利用手提电脑或者平板电脑，到受访者家中开展面对面的 CAPI 访问。

基线调查中被抽中的受访者，在整个生命周期内都会被追踪访问，直到他们去世。如果基线调查中的主要受访者及其配偶离开了原居住地，则在他们的新居住地继续进行追踪访问。截至 2020 年，受访者的居住地已经从基线调查时的 150 个区县扩散到 780 个区县（见图 2）；如果主要受访者或配偶再婚，其新配偶将会接受访问。在追踪过程中，对最近两轮调查期间去世的受访者，通过向其家属或亲戚进行询问，完成退出问卷流程，了解其去世前后的相关信息。对于基线调查中未能找到的家庭或个人，访员将在后续轮次的调查中继续联系他们。总体而言，在基线调查期间完访的受访者中，有 86% 以上的受访者在之后每个随访轮次中都完成了至少一个主要模块的访问。随着预留备访样本的陆续参与，以及在基线调查中未能找到但在后续调查中成功联系到的受访者的参与，受访者总人数（主要受访者加上配偶）从 2011~2012 年基线调查的 17708 人（见表 1）增加到 2020 年第 5 轮调查时的 19395 人[①]。

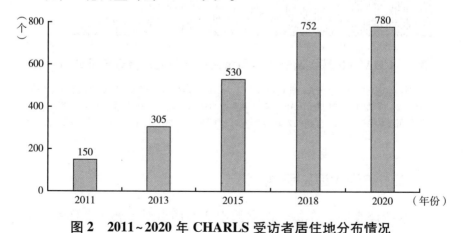

图 2　2011~2020 年 CHARLS 受访者居住地分布情况

① 该数据直接来自项目组，因此与表 1 所统计的数据不一致。

表1 2011~2020 年 CHARLS 访问样本量和应答率

		基线（2011~2012 年）	第2轮（2013 年）		第3轮（2015 年）		第4轮（2018 年）		第5轮（2020 年）	
		截面	截面	面板	截面	面板	截面	面板	截面	面板
应答率（%）	总体	80.51	82.63	88.30	82.13	87.15	83.84	86.46	84.31	86.81
	农村	94.15	91.74	92.18	91.32	93.13	91.40	92.79	92.54	93.80
	城市	68.63	72.20	82.61	71.64	78.45	74.54	77.24	74.45	76.76
家户数（户）	总体	10257	10629	9022	11797	8715	10524	8288	10204	8046
	农村	6033	6340	5547	6993	5483	6456	5226	6303	5089
	城市	4224	4289	3475	4804	3232	4068	3062	3901	2957
人数（人）	总体	17708	18264	15196	20284	14522	17970	13567	17364	13095
	农村	10537	10950	9439	12075	9200	11017	8622	10739	8352
	城市	7171	7314	5757	8209	5322	6953	4945	6625	4743

注：截面指有横截面代表性的样本，面板指 2011 年基线调查期间抽样选中并应答的样本。CHARLS 在 2011 年之后不仅追访 2011 年基线调查期间应答的样本，还包括基线调查期间未应答的样本以及预留的备访样本，所以截面样本不一定是面板样本；与此同时，2011 年之后的追访中如果发现基线样本有错误也会及时更正，所以面板样本也不一定是截面样本。

（三）应答率

CHARLS 基线调查的总体应答率为 80.51%，农村为 94.15%，城市为 68.63%，城市的应答率较低，这在发展中国家开展的大多数调查中都比较常见。表1 介绍了各轮调查的访问样本量和应答率。在任何一轮跟踪调查中，基线调查期间完访样本的应答率均高于 86%。具体而言，约 88% 的基线调查受访者在 2013 年的第 2 轮调查中至少完成了一个模块（农村约为 92%，城市约为 83%）。在第 3 轮、第 4 轮和第 5 轮调查中，分别约有 87%、86% 和 87% 的基线调查受访者完成了至少一个模块的追踪访问。

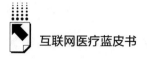

（四）问卷内容

CHARLS 的核心调查主题包括以下几个部分：人口学特征；家庭结构/经济支持；健康；健康保险和医疗保健使用；工作、退休和养老金；个人收入、家庭收入、资产和支出；住房特征。

除了丰富的个人社会、经济和行为数据外，CHARLS 问卷还包括丰富的受访者健康信息。健康部分从自我报告开始，包括受访者对一般健康状况的自我评估，询问医生对一系列慢性疾病诊断的问题，关于视力、听力和牙齿健康的问题，关于幸福感的问题，关于日常生活活动（ADL）、工具性日常生活活动（IADL）和躯体功能的问题，以及关于抑郁症状和认知能力的问题。此外，问卷收集了一些健康行为方面的信息，包括有关吸烟、饮酒和体育活动的详细信息，在第 6 轮调查中，问卷进一步加入了关于健康素养的一些题目。

（五）生物标志物

在开展问卷访问的同时，研究团队基于 CHARLS 样本开展了中国中老年人健康状况影响因素研究。该研究收集了受访者的血液和非血液生物标志物。在第 1 轮、第 2 轮、第 3 轮和第 6 轮调查中开展了体格测量，在第 1 轮、第 3 轮和第 6 轮调查中采集了静脉血生物标记物，在第 6 轮调查中采集了粪便、尿液和舌苔等生物样本，用于宏基因测序。其中，体格测试数据包括身高、体重、体脂、腰围、血压、肺活量、握力、平衡力、走路速度、从坐到站立的时间、小腿围、上臂中围等指标。此外，在 2021~2023 年的第 6 轮调查中，邀请受访者持续佩戴躯体运动数据采集器（俗称"手环"）7 天，用来采集客观测度的睡眠和运动数据。

此外，对于采集的静脉血样本，在各个样本县当地的医疗机构进行了全血细胞计数（CBC）分析，包括血红蛋白、血细胞比容、白细胞计数、血小板计数和平均血球容积，并将所有样本区县的血样在-80℃的条件下统一运回北京进行生化指标检测，包括血样生化指标（C 反应蛋白、糖化血红蛋白、血糖、总胆固醇、高密度脂蛋白胆固醇、低密度脂蛋白胆固醇、甘油三酯、胱抑素 C、血肌酐、尿素氮和尿酸、乳酸脱氢酶、γ-谷氨酰转肽酶、谷草转氨酶、肌酸激酶、谷丙转氨酶、直接胆红素、总胆红素、间接胆红素）和总维生素 D 水平。在 2011~2012 年的基线调查中采集了 11847 人的血样，在 2015 年第 3 轮调查期间采集了 13013 人的血样。第 3 次血样采集工作正在开展中，完成血样采集后，除了开展生化指标检测外，还将开展全基因组测序。

三　专项调查数据

CHARLS 研究团队在开展全国常规调查的过程中，也结合研究需要开展了多项专项调查，下文将主要介绍其中的两项，即中国中老年人生命历程调查和认知评估国际可比性方案调查（以下简称 CHARLS HCAP）。

（一）中国中老年人生命历程调查

2014 年，CHARLS 团队开展了一次中国中老年人生命历程专项调查。该调查主要采集了受访者早年生活中非常重要的经历，这些经历对于了解中国中老年人的生活状况至关重要，包括工作经历、教育经历、婚姻经历、生育经历、就医经历等。为了将回忆误差降至最低，研究团队采用了包含当年重要事件（既包括全国性事件，也包括地方性事件）的日历提醒，帮助受访者准确回忆其生命历程中的重要事件。

中国中老年人生命历程调查问卷是以 ELSA 和欧洲健康、老龄化

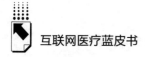
和退休调查（SHARE）的生命历程问卷为基础编制的，内容包括受访者小时候的家庭背景、儿童健康和医疗保健、工作和退休、婚姻、生育和迁移等方面的信息。此外，还收集了一些关于收入、财富、年轻时的贫困状况以及就学情况等回溯性信息。

（二）CHARLS HCAP

CHARLS 研究团队在 2018 年第 4 轮调查期间开展了 CHARLS HCAP，目的是评估 60 岁及以上受访者的痴呆症和轻度认知障碍情况。在开始该调查前，研究团队于 2017 年开展了一项关于认知工具的验证性研究，选取了超过 3700 名受访者，同时开展了依托访员进行的认知量表测试和依托医生开展的老年痴呆症诊断。基于上述数据建立了一个统计模型，基于对痴呆症和非痴呆的认知损害（CIND）预测结果的准确性，明确了用于大规模全国调查的老年痴呆症筛查量表，包括迷你精神状态检查（MMSE）、HRS TICS 问题、CERAD 版本的即时单词回忆和延迟单词回忆、动物命名、单词表识别和简短 CSI-D，并将上述量表应用于后续几轮的全国调查。在开展上述调查时，除了询问受访者本人以外，访员还使用 Jorm IQCODE、Blessed Part 2 和 CSI-D 等量表对熟悉受访者情况的知情人进行了访问。

四　质量控制

CHARLS 研究团队充分利用 CAPI 系统在实地调查期间进行质量核查，主要包括 4 个方法：GPS 比对、数据核查、录音核查以及电话核查。GPS 比对是比较绘图和访员阶段收集的 GPS 信息；同时，在访问期间，CHARLS 总部的质控核查员会核查所有访员的数据，查看数据缺失过多和访谈时间过短的情况；此外，所有访员的访问都会进行录音核查，从而确认其确实开展了访问，并对不规范的访问及时进行提醒纠正。如果因为技术问题或其他原因不能进行录音核查，核查人员会打电话给受访者进行电话核查。如果在数据核查、录音核查或电话核查时发现任何作弊行为，将会对相关访员加强样本核查。

五　数据共享

CHARLS 的所有数据均保存在北京大学中国社会科学调查中心。在完成数据清理、权重构建以及数据用户指南和编码手册的制作后，所有问卷访问数据都将在 CHARLS 项目网站（http：//charls. pku. edu. cn/en）上向全球研究人员开放。目前，2008 年预调查数据，全国基线调查数据，第 2 轮、第 3 轮、第 4 轮调查和生命历程调查数据均已在网站上发布。

截至 2023 年 6 月中旬，已有超过 8 万名用户下载了已发布的数据，其中约 10% 为国际用户，并且用户数量还在持续快速增长（见图 3）。由于数据质量高，截至 2022 年 12 月 30 日，利用 CHARLS 数据发表的论文已超过 4000 篇，其中 46% 以上发表在英文期刊上（见图 4）。

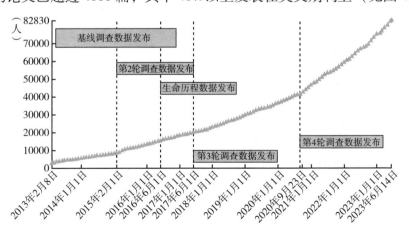

图 3　2013~2023 年 CHARLS 数据用户数量变动趋势

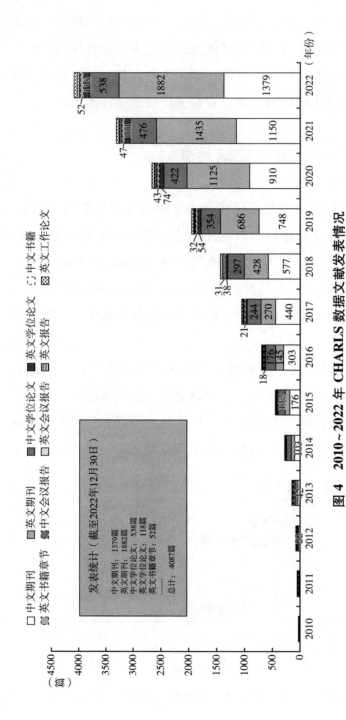

图 4　2010～2022 年 CHARLS 数据文献发表情况

随着跟踪的持续，CHARLS 将为研究人员提供跟踪时期更长的数据，有望获得更高的科学回报。如果能够跟医疗、医保等行政数据进行链接，将进一步凸显 CHARLS 数据的价值，为中国开展老龄化研究做出更大的贡献。

参考文献

［1］Kinsella, K. , He, W. , *An Aging World 2008*：*International Population Reports*（Washington D. C. ：US Government Printing Office，2009).

［2］*UN Department of Economic and Social Affairs Population Division*, World Population Prospects，2022，https：//population. un. org/wpp/.

［3］Zhao, Y. , et, al. , *China Health and Retirement Longitudinal Study 2011 - 2012 National Baseline User's Guide*, *School of National Development*, Peking University，2013，http：//charls. pku. edu. cn/uploads/document/2011 - charls - wave1/application/CHARLS_ national-albaseline_ users_ guide. pdf.

［4］Zhao, Y. , et, al. , "Cohort Profile：The China Health and Retirement Longitudinal Study," *Int J Epidemiol 1*（2013）.

B.6
医疗健康大数据在高血压
疾病防治中的应用

贺华 孙璇 万军

摘 要： 医疗健康大数据来源广泛，与个人健康密切相关，应用
医疗健康大数据进行健康管理和疾病防治已逐渐受到重
视。国家陆续出台相关法律法规完善顶层设计以保护和
应用医疗健康大数据。高血压及其合并症严重危害人民
生命健康，合理将医疗健康大数据应用于包括高血压在
内的慢病防治与管理领域，将有利于实现"健康中国
2030"目标，改善慢病患者诊疗现状。同时，医疗健康
大数据在使用方面仍存在部分难题，亟待各方共同发力、
集思广益，消除现有制约因素，扩大受益面，充分发挥
医疗健康大数据的优势和潜在价值，最终服务好病患，
促进医疗产业发展。

关键词： 大数据 医疗健康 高血压 疾病防治

一 医疗健康大数据应用概述

医疗健康大数据是通过对大量医疗数据进行整合、存储、管理、
分析和挖掘，得出有效的医疗信息和知识的一种技术，主要来源包括

医疗机构、生命大健康企业、区域卫生服务平台等医疗行业产生的相关数据，通过医学研究或实验产生的数据以及环境、个体生活方式产生的与健康监测相关的数据等，这些数据对疾病的预防、精准诊断和治疗起到重要作用，促进临床医学从经验医学、循证医学逐步进入精准医学。

医疗健康大数据由个体全生命周期的数据汇集而成，同时是国家重要战略资源。为利用好这些资源，更好地服务国家战略、大众健康，国家在宏观层面出台了众多政策，逐步完善医疗大数据应用的顶层设计。例如，2016年国务院办公厅印发《关于促进和规范健康医疗大数据应用发展的指导意见》，该意见强调，要建立党委和政府领导、多方参与、资源共享、协同推进的工作格局。2018年国家卫生健康委员会发布的《国家健康医疗大数据标准、安全和服务管理办法（试行）》对医疗健康大数据做了如下界定：在人们疾病防治、健康管理等过程中产生的与健康医疗相关的数据。该办法将医疗健康大数据发展提升至战略层面。与此同时，《中华人民共和国个人信息保护法》《中华人民共和国数据安全法》《中华人民共和国民法典》等众多法律法规从不同层面对医疗健康大数据的应用和保护做出了更为详细的规定。

医疗健康大数据在现有医院系统中有众多实际使用场景，如国家卫生健康委员会组织、武汉大学人民医院参与设计的利用医疗健康大数据对三级公立医院的绩效考核，包括将公立医院年度病案首页信息、年度财务报表及其他数据信息上传形成考核大数据等，最终在实践过程中取得了很好的考核效果，同时在促进医院高质量发展过程中发挥了重要作用。随着医疗健康大数据的挖掘、研究及应用逐渐成熟，其辅助诊疗决策模块的综合开发也有了长足发展。

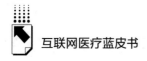

二 高血压疾病领域的大数据应用

高血压是指以体循环动脉血压（收缩压和/或舒张压）升高为主要特征（收缩压≥140毫米汞柱，舒张压≥90毫米汞柱），可伴有心、脑、肾等器官的功能或器质性损害的临床综合征[①]。截至2022年，我国心血管病患者达3.3亿人，其中高血压患者达2.45亿人[②]。高血压是最常见的慢性病，也是心脑血管病最主要的危险因素，可导致脑卒中、缺血性心脏病、心功能不全和认知障碍，是造成全球死亡和伤残调整寿命年增加的重要病因之一。

现如今，高血压的发病率依然呈上升趋势，通过生活方式干预、健康知识宣传、药物治疗等手段，高血压的防治情况较之前有所好转，但总体知晓率、诊断率和有效治疗率仍较低。大型流行病学调查显示，截至2015年，仅不到20%的中国成人高血压患者血压控制达标，高血压的实际控制率与临床指南仍存在较大差距。高血压可能会严重损害全身多器官功能，造成较大的社会经济负担。因此，从疾病预防、及时发现及早期干预着手，将高血压防治策略前移，是未来防治高血压的重点。

互联网和人工智能技术在医疗领域的深度研发和广泛应用，无疑给高血压的防治带来了质的飞跃和重要转型，重塑了高血压防治的新路径、新模式。数据科学、生物技术及数字技术的结合是医疗健康大数据的基础，在传统高血压危险因素的基础上，人工智能联合基因组学、蛋白质组学、代谢组学、人口学、社会经济学和表观遗传学等多

---

① 葛均波、徐永健、王辰：《人卫内科学》（第九版），人民卫生出版社，2018。
② 中国心血管健康与疾病报告编写组：《中国心血管健康与疾病报告2022概要》，《中国循环杂志》2023年第6期。

变量数据集，可为高血压的精准治疗和个体化治疗提供靶点①。

为改善慢性病患者诊疗现状，湖北省政府出台了《湖北省影响群众健康突出问题"323"攻坚行动方案（2021-2025 年）》和相关配套文件，要求着力推进"323"攻坚行动，打造健康中国行动的"湖北样板"。"323"中的第 1 个"3"指心脑血管病、癌症、慢性呼吸系统病这 3 类重大疾病；"2"指两个基础疾病，分别为高血压病及糖尿病；第 3 个"3"指出生缺陷、儿童青少年近视、精神卫生这 3 类突出公共卫生问题。"323"涉及患病人群多，诊疗量大，诊疗时间长，致死、致残率高，疾病负担重，政府、社会、医务工作者应共同努力，降低这些重点关注疾病的发生率、致残率并提高知晓率、治疗率及达标率，为实现"健康中国 2030"目标打下坚实基础。与此同时，在"323"攻坚行动中，医疗健康大数据起到重要的赋能、支撑作用，主要体现在以下两方面。第一，在疾病发生前，通过公共卫生调查明确患病的危险因素，筛查易感人群，并对该群体进行动态的疾病指标监测，在这一过程中将产生大量医疗数据。第二，在疾病的预防控制方面，通过收集个人健康数据、电子病历数据、流行病学数据、环境数据、个人生活方式数据，汇集成人口学、行为学数据集，对于清晰地刻画高血压患者的群体特征十分重要。同时，借助此数据集能够明晰高血压人群的危险因素，动态评估相关风险、高血压干预成效以及在干预过程中存在的问题。

在疾病三级预防体系中，做好一级预防需要政策、经济和社会等方面的支持。对于一级预防而言，个体预防以及社区预防都能产生相应的医疗数据；对于二级预防而言，要早发现、早诊断、早治疗，也可以通过相应的医疗数据得以实现，特别是随着现代技术的发展，基

① 王立娜、雷警输、谭琛：《人工智能在高血压诊治中的应用》，《实用心电学杂志》2022 年第 6 期。

于互联网技术的远程信息传输应用广泛，智能可穿戴设备日渐成熟，在精准定义患者人群以及评估治疗效果、开展全面健康教育等方面能发挥重要应用价值；对于三级预防而言，要对患者既往的医疗数据进行综合分析，对后续可能发生的合并症、并发症进行个性化、精准化干预，力争降低合并症、并发症的发病率，实现降低致死致残风险的目标。

在信息高度发达的时代，以医疗健康大数据作为底层支撑来实现包括高血压在内的慢病防治管理是十分重要的，同时应通过推广宣传将疾病知识信息精准推送给相应的受众。高血压疾病发现、诊断、治疗效果的持续评估情况也需要通过区域医疗健康大数据来进行管理。因此，武汉大学人民医院开发了一套高血压慢病辅助决策系统，经过验证，该系统可以作为基层医院医生或患者进行患者管理或自我管理的有效工具。对于患者住院信息，同样可以通过既往住院信息综合生成类似的医疗健康大数据系统。未来，对医疗健康大数据进行综合分析并赋予算力，输入现实中患者个人检测数据，就能够辅助医生对高危患者进行识别及处置。同时，在互联网时代，该系统在包括高血压病在内的慢病管理方面也有很好的应用。该系统在 2020 年 2 月 3 日投入运行，因社会需求而启动，也终将在新时代迎来突破性发展，为推动人民健康水平提升做出贡献。

三 医疗健康大数据应用中存在的问题

对于医疗健康大数据的应用价值及重要性，学界已达成共识，但仍有部分问题阻碍了医疗健康大数据的实际应用和发展。

第一，医疗健康大数据质量参差不齐，因采集数据的渠道较多，仍存在数据真假难辨、质量难以保障的问题，因此要加强对数据采集、存储等环节的管理，利用交叉检验技术，保证医疗健康大数据的真实性和有效性。

第二，各类型数据的采集标准不一致，无法互通使用。例如，在同一地区分属两家医疗集团的医院，其医疗信息系统是不一致的，信息也无法互通。因此，应以政府为主导，推动医疗健康大数据系统的互通兼容，实现数据跨平台流动。

第三，现有的医疗健康大数据共享和开放水平不足。医疗健康大数据具备重要的隐私属性，其安全要求也较高，因此其应用既涉及医疗问题，又涉及经济、法律问题。医疗健康大数据的安全性难以保障，将阻碍其充分应用，造成资源浪费。

第四，对数据采集和使用的安全保护程度不够，对基于医疗健康大数据辅助决策过程中产生的潜在法律问题尚缺乏明确定论。在采集个人信息时，要注意符合《中华人民共和国网络安全法》的规定，应当遵循合法、正当、必要的原则，对采集的信息严格保密，明示采集、使用信息的目的、方式和范围，并经被采集者同意；间接采集时，应说明个人信息来源，并对其合法性进行确认，同时应了解已获取的个人信息处理的授权范围。因此，要建立健全用户信息保护制度，制定内部安全管理制度和操作规程，确定网络安全负责人，落实安全保护责任。承载医疗健康大数据的设施关涉国家安全、国计民生、公共利益，属于关键信息基础设施，要在网络安全等级保护制度的基础上对其实行重点保护。医疗健康大数据在做好隐私和安全性保护的前提下，是否可以在经过处理后进行商业化开发、交易和应用是一个值得深入研究和持续探讨的议题。

四　医疗健康大数据应用的相关建议

未来，医疗健康大数据将在研究领域发挥更重要的作用，对医疗健康大数据未来的发展，特别是医疗健康大数据应用与疾病防控，本

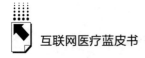
报告有如下建议。

在政策层面，对于高血压病等慢病的预防控制是主要切入点，所以早诊早治、降低高危人群的风险是关键。

在疾病防治层面，本报告有4点建议。第一，建议继续明确疾病早发因素，并开展个性化的健康干预，建立不同层级、不同类别医疗单位的目标明确、权责清晰、分工有效的合作机制，在整个疾病的防控过程中以结果为导向，最终实现从治病转向防病。第二，建议进一步完善医保支付政策，推动以治病为中心向以预防为中心转变，按照"总额包干、结余留用、合理超支分担"原则，以利益为纽带，将不同层级医疗单位纳入同一个区域来进行有效分配。第三，高血压及其并发症、合并症可能会引起巨大的医疗消耗，导致"大病返贫"，医保、商保可在此领域合作，同时建议推出专病商业保险。目前，缺乏疾病的轨迹数据导致难以形成医疗消耗的模型，这也是商业保险公司在此领域举步维艰的重要原因，因此创新商业医疗保险产品对医疗健康大数据有实质性的需求。第四，要积极发挥普惠型商业保险的作用，作为上述保险体系的有力补充。

在医疗机构层面，各级医疗机构在一个区域中要形成责任共同体、利益共同体、资源共同体、使命共同体，以相应的数据监控作为评价依据。对医疗机构而言，要形成上下联动、责任共担、利益共享以及促进医疗资源向下延伸、拓展的体系，互联网医院是一个非常好的载体，应进一步发挥互联网医疗对疾病的监测和预防作用。

在医疗机构和企业合作层面，企业开发、生产伴随大量的资源消耗，当企业在开发健康产品的过程中需要应用医疗数据时，如何为这些企业高质量、顺畅地提供相应数据，如何定价，如何避免数据资源得不到充分利用从而制约产品的研发和技术的发展，需要进行深入研究。

随着大数据时代的来临，医疗健康大数据成为推动医疗发展的核心资产，如果能从医疗顶层设计入手，实现医疗健康大数据的整合，使医生实时了解病人的各种医疗数据，进而开展咨询、检查、诊断、治疗等医疗服务，实现由"轻问诊"向"重问诊"的蜕变，让患者享受便捷精准的互联网医疗服务，一种就医新体验与发展模式也将由此诞生。总之，在医疗健康大数据的应用上，政策要有导向和明确要求，要形成利益能共享、技术可实施、数据能支撑、健康有保障的良性发展体系。

B.7
基层智慧健康生态体系构建

陈雪瑶　康　峻　毛旭乾　陈立奇

摘　要： 构建基层智慧健康生态体系旨在借助智慧化手段促进基层医疗卫生服务价值重塑与模式创新，破解当前基层医疗卫生服务系统面临的资源短缺、能力不足、首诊率低、转诊不畅等发展难题，满足国民日益增长的健康需求，持续推进解决"看病难，看病贵"问题。构建基层智慧健康生态体系的核心逻辑是基于全生命周期健康管理进行模式设计，搭建值得国民信任的智慧健康管理平台，推动现行医疗卫生系统体制机制改革，破除公立和民营的壁垒，消除卫生与民政的界限，调动全社会的力量，通过线上线下联动、多层级医疗卫生资源贯通、现代信息技术及人工智能技术的合理应用、基层医康养服务场景优化、邻里医疗互助等方式重构基层医患信任关系，打造多元主体共同参与、合作共赢的社区智慧医康养价值网络。

关键词： 基层医疗　智慧医康养　邻里医生

基层医疗卫生服务体系是保障人民群众基本医疗保健和公共卫生服务的重要组成部分。近年来，国家大力推进分级诊疗制度建设，各地也积极探索基层医疗卫生机构发展模式，取得了一定成效，但仍存在资源短缺、能力不足、首诊率低、转诊不畅以及医患关系紧张等难题。借助智慧化技术促进基层医疗卫生服务价值重塑与模式创新，构建以全生命周期健康管理为发展理念的基层智慧健康生态体系，是全面推进健康中国建设、满足人民群众日益增长的健康需求的必经之路。

一　基层智慧健康生态体系的顶层设计

（一）基层医疗卫生服务体系面临的发展困境

在我国的医疗卫生服务体系中，基层医疗卫生服务是薄弱环节，长期面临供需失衡的问题，难以满足国民日益增长的健康需求。从供给侧来看，主要存在两方面问题：一是基层医疗卫生服务机构基础设施差、人员缺乏、设备陈旧落后等因素导致服务能力和资源配置不足；二是基层医疗卫生服务机制不健全导致出现服务意识缺失、分级诊疗不畅、社会办医困难、家医"签而不约"等问题。从需求侧来看，国民消费水平和健康认知水平提升以及人口老龄化进程加快等因素导致基层医疗卫生服务渗透率持续攀升，促使人们调高了对健康管理服务质量的心理预期。

（二）基于全生命周期健康管理进行模式设计

新冠疫情的发生对国民健康及国家医疗卫生服务体系产生了巨大冲击，几乎触及中国的每一个角落。在考虑健康影响因素广泛性、社会性和整体性的基础上，为国民构建包含健康促进、预防保健、慢病防控、急症救治、康复照护、长期照护、临终关怀等服务内容的全生命周期健康管理服务体系显得尤为重要。基层智慧健康生态体系基于

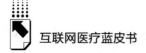

全生命周期健康管理进行模式设计，秉承"以人民健康为中心"的发展理念，核心思路是以主动健康、医养融合为主导，注重个性化管理，强化信息技术支撑，并在实施中制定完整的服务流程和管理体系，实现从个人层面到社会层面的全方位健康管理，全面维护人民健康权益。

（三）搭建值得国民信任的基层智慧健康管理平台

构建基层智慧健康生态体系首先要启动基层智慧健康管理平台建设工作。基层智慧健康管理平台基于区域医联体业务信息系统的数据共享与交换，能够提供实现家庭医生闭环服务、基层工作精益管理、医联体上下联动、多条线系统贯通、公私多元主体共赢的完整解决方案。基层智慧健康管理平台采取严格的数据隐私保护措施，并通过不断深化数据挖掘和分析，针对不同应用场景输出精准的健康管理建议和诊断治疗方案，为居民带来更安全、更便捷、更智能、更高效的服务。数据互通可以持续优化各应用场景的体验，各应用场景产生的信息又可以进一步丰富数据，场景优化与数据沉淀相互促进，形成完整的价值闭环。

（四）围绕业务流程和服务场景规划系统架构

基层智慧健康管理平台的系统架构紧密围绕业务流程和服务场景建立核心模块、数据模型、应用模式。平台系统架构包括健康管理、专病管理、医保控费、药事服务、医改考核等核心模块（见图1），能够根据智慧医疗、智慧公共卫生、"互联网+护理"等服务场景进行应用开发。基层智慧健康管理平台部署业务、平台、管理"三位一体"的结构化业务管理体系，支持疾控、妇幼、民政等垂直条线系统与基层医疗卫生服务体系无缝对接，提升基层医疗健康服务效能。

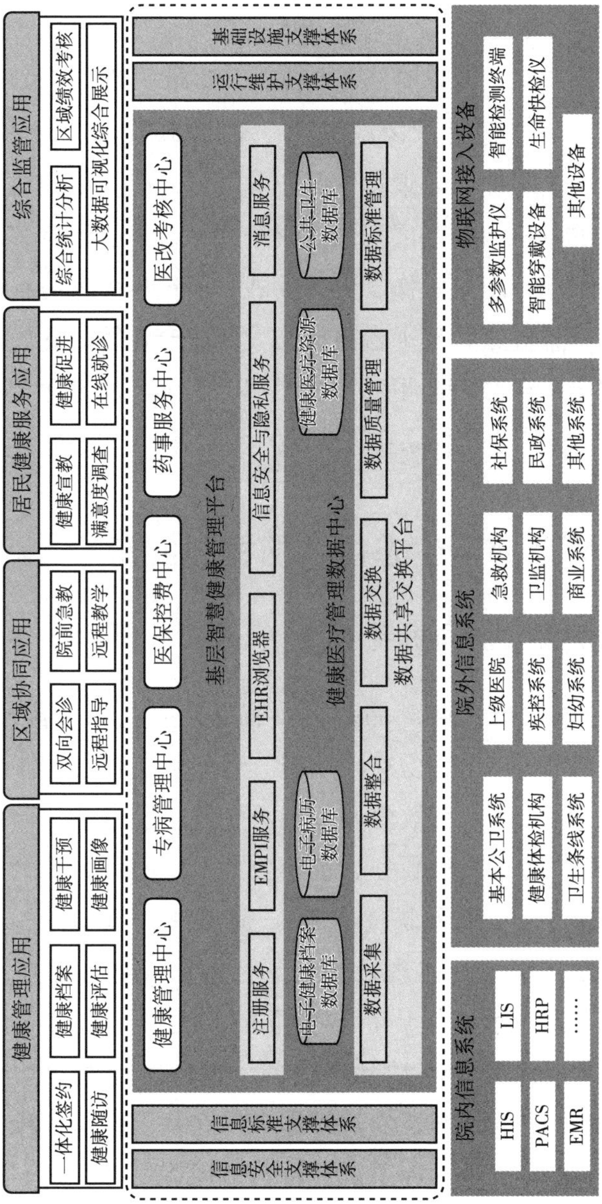

图 1　基层智慧健康管理平台系统架构

资料来源：北大资源大健康战略研究院。

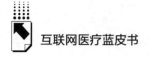

（五）通过整合区域医疗健康资源扩展创新服务

基层智慧健康管理平台以数字化、智慧化方式建立新型区域医疗健康服务网络。通过引入物联网、大数据、人工智能、移动支付等新技术，在整合区域内基本医疗、公共卫生、家医签约、家庭病床、药品供应、医保结算、商保支付、养老照护、健康教育等业务资源，以及协同可穿戴设备和基层绩效考核的基础上，基层智慧健康管理平台能够衍生多种商业模式，打造以创新驱动、产业协作、生态发展、辅政惠民为特征的大健康平台经济。基层智慧健康管理平台将成为大健康产业智慧化发展的重要载体，推动大健康平台经济向更高层次发展，为国民的健康福祉做出重大贡献。基层智慧健康生态体系业务协同关系见图2。

二 基层智慧健康生态体系的机制创新

（一）体制障碍消除，协同机制创新

基层医疗健康服务属于准公共产品范畴，兼具公益性和经营性，其资源配置和产品交付由政府和市场共同承担。新型基层智慧健康生态体系旨在破除体制机制壁垒，有效协调基层医疗健康服务的政府供给和市场供给。政府提供基本医疗服务、基本公共卫生服务、社会救助、社会保险、社会福利、长期照护等具有"普惠性、基础性、兜底性"特征的均质化公共服务，体现社会公平性和公正性。市场是医疗健康产业发展的动力，承担提质扩容的职能，提供具有"个性化、多样化、产品化"特征的中高端私人服务，提升医疗健康服务产品的情绪价值，满足国民不断增长的健康需求。在基层智慧健康生态体系中，公益性业务板块主要发挥用户引流和信用背书的作用，而获取利润主要通过经营性业务板块来实现；两个业务板块相辅相成，形成公益价值和经营价值协同共创的价值创新机制。

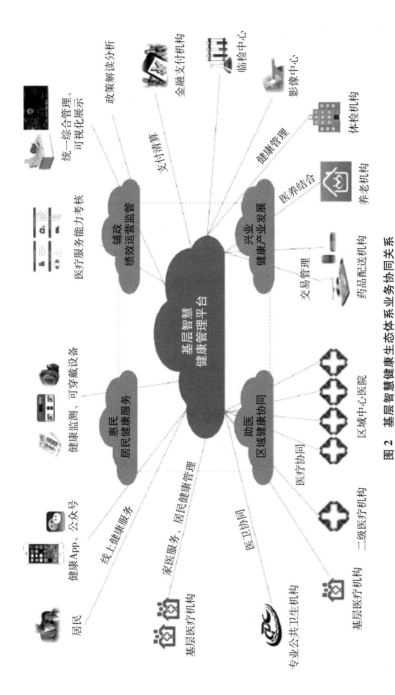

图 2　基层智慧健康生态体系业务协同关系

资料来源：北大资源大健康战略研究院。

（二）智慧科技赋能，数据资产沉淀

基层智慧健康生态体系的构建以打造数字化驱动的社区智慧医康养工作站为突破口。社区智慧医康养工作站聚焦居民健康管理，利用泛在的智能穿戴设备、智能健康监测装备及5G技术，实时精准获取居民个人健康数据，并将个人健康数据、人工智能技术、循证医学、影像组学和实体资源相结合，为用户提供定制化的健康管理方案。定制化的贴身服务能够增强用户对社区智慧医康养工作站的黏性。此外，海量健康信息为改进基层智慧医疗健康服务提供数据支撑，并沉淀形成医疗健康数据富矿，让数据要素成为促进服务质量和效率提升的"倍增器"[①]。

（三）线上线下融合，优质资源下沉

社区智慧医康养工作站以线上线下相结合的服务模式为社区居民提供覆盖诊前、诊中、诊后的一体化智慧医疗健康服务解决方案，不但可以规避互联网医疗无法突破物理限制，造成医生"看不清、戳不到、扣不着、听不见"的误诊风险，而且可以有效降低患者的就医成本，并能够使大量基本医疗服务覆盖不到的地区享受高质量的医疗健康服务。社区智慧医康养工作站线下场所配备舒适、安全的适老化设施设备，配置生活照料、托养护理、健康管理、文化娱乐等功能区域，并根据区域常见病、多发病灵活设置大内科、中医科、老年科、康复科等临床科室；线上平台依托区域医联体服务资源，支持社区智慧医康养工作站与区域医联体成员开展远程预约、远程诊断、远程会诊、远程监护、远程影像、远程病理、远程培训、

---

① 毛旭乾等：《智慧医康养引领社区健康新范式》，载毛振华主编《中国互联网医疗发展报告（2020~2021）》，社会科学文献出版社，2021。

双向转诊等医疗医技协作，并运用智能终端设备将紧急救助、健康监测、在线问诊、护理指导、线上购药、用药提醒等服务延伸至家庭，提供"7×24小时"的"管家式"在线医康养服务。

（四）健康策略升级，疾病由治转防

社区智慧医康养工作站智慧化系统能够支持家庭医生为居民提供"一站式"健康管理服务。社区智慧医康养工作站智慧化系统借助对健康医学相关的标准、规范、指南、大纲、专家共识、报告释义等进行系统性梳理、标注后形成的健康管理知识库，根据个人疾病史、膳食习惯、生活方式、工作环境、家族遗传病史等信息为居民进行健康评估，对应居民健康特征进行分层分类，并输出防治融合的健康管理建议。家庭医生根据该建议，对不同人群有针对性地做好健康促进和教育工作，引导居民从注重"治已病"的被动健康观念向实施"治未病"的主动健康观念转变，把"每个人是自己健康第一责任人"的理念落到实处，推动健康关口前移，做到疾病早预防、早管理，努力使人民群众不生病、少生病、晚生病。

（五）医护上门服务，居家场景落地

社区智慧医康养工作站能够有效推动社区健康养老服务业态创新发展，通过开展"互联网+护理"服务破解居家护理难题，为院后患者、术后患者、高龄老人、失能老人等人群提供居家护理、居家康复、长期照护、安宁疗护等上门服务，有效满足居家患者的实际需求，最大限度地规避健康风险，节约患者就医时间，减轻家庭照护负担。"互联网+护理"服务可以发挥市场议价机制的作用，通过参照当地医疗服务价格范围，综合考虑交通成本、信

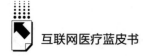

息技术成本、护士技术劳务价值和劳动报酬等因素后，建立价格
标准和支付保障体系，把具有"定制化、及时性、长期化"特征
的优质护理服务送到患者最需要的地方，显著提升家庭照护服务
刚性需求人群的健康和生存权益。社区智慧医康养工作站医护上
门服务模式见图3。

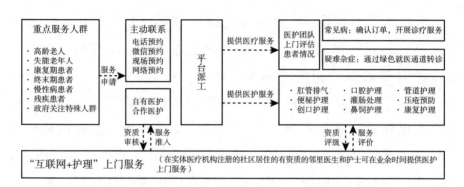

图3 社区智慧医康养工作站医护上门服务模式

资料来源：北大资源大健康战略研究院。

三 基层智慧健康生态体系的价值体现

（一）重构医患信任，增进邻里互助

构建基层智慧健康生态体系的底层逻辑是重塑社区医患信任关
系，打造社区邻里互助智慧医疗服务模式，解决基层医疗医术信
任、标准信任、机制信任、人际信任缺失的问题。社区邻里互助智
慧医疗服务模式是在政府引导支持下，由从事医护工作的社区业主
自发参与，与社区志愿者、健康协作者一道为居民提供基于医患信
任的智慧化社区诊疗和健康管理服务。邻里医生在业主会所、社区

活动室等"去医疗化"的温馨环境下开展健康教育服务，并借助基层智慧健康管理平台营造"人人为人人"的邻里互助智慧医疗氛围。

（二）运营健康社群，引导社区自治

构建基层智慧健康生态体系的基本内涵是通过运营由健康达人、意见领袖和邻里医生发起的健康社群，加强社区居民之间的连接，形成以健康社群为载体的社交圈层，打造社区医疗健康自治微生态。健康社群汇聚居民医疗健康需求，围绕精神健康、心理疏导、休闲娱乐、体育运动、营养膳食、养老养生、康复保健、医疗服务等主题开展线上线下相结合的社群活动，引导居民增强身心健康意识，养成良好生活习惯。居民在健康社群的交流中收获生活、收获友谊、收获健康，并获得对社区的归属感、安全感和信任感，推动社区组织发展，引领社区共建、共治、共享。

（三）畅通分级诊疗，激发业务活力

构建基层智慧健康生态体系的重要路径是通过基层智慧健康管理平台与区域医联体信息平台开展共建健康档案、电子病历，处方延伸，医疗协作以及医保支付等应用服务，推动医联体优质医疗资源上下贯通及医疗业务协同开展，完善分级诊疗保障机制，促进形成"基层首诊，双向转诊，急慢分治，上下联动"的有序格局，为居民提供连续性健康服务，解决"看病难"的问题。基层智慧健康管理平台依托创新技术支撑基层医疗卫生服务发展新业务、新模式、新业态，促进"互联网+医疗"、"互联网+护理"、医养融合、药品流转、商保理赔、统一支付等创新服务的探索与推广，深化基层服务内涵，激发基层业务活力。

（四）完善支付渠道，促进资金流通

构建基层智慧健康生态体系的关键节点是通过建立安全、通畅的资金流通机制，减轻社区居民医疗负担，解决"看病贵"的问题。完善资金流通机制，一方面需要整合医保结算、商保支付、个人自付等资金支付渠道，另一方面需要拓展政府补贴、公益基金、互助捐赠等资金筹措方式。基层智慧健康管理平台通过建设服务端口和安全、完整的数据服务机制，将患者就诊数据信息与医疗保险、商业保险的支付系统进行关联，实现医疗机构、保险机构的数据共享，打通医保结算通道，提升商保赔付效率，形成医保、商保一体化的支付体系。此外，政府也要积极引导财政补贴、慈善捐赠等其他资金发挥自身优势，提供更多的补充性资金保障供给。

（五）搭建价值网络，实现合作共赢

构建基层智慧健康生态体系的最终目标是通过打造服务链圈层、业务链圈层和价值链圈层，实现多元主体共同参与、合作共赢的社区智慧医康养价值网络（见图4）。一是通过邻里医疗服务、健康社群运营和就医环境建设打造邻里互助智慧医疗服务链圈层。二是依托基层智慧健康管理平台打造涵盖健康宣教与培训、健康档案、健康监测、健康随访、健康评估、虚拟社群分类干预、慢病管理、院前急救、转诊挂号、理疗康复等内容的业务链圈层。三是通过业务链、服务链高效链接和匹配社区医疗健康需求，打造满足政府、社区、社会组织、邻里医务人员、企业和居民等主体的多元价值诉求，实现合作共赢的价值链圈层①。

---

① 张中辉等：《社区邻里互助智慧医疗新模式研究》，载毛振华主编《中国互联网医疗发展报告（2020~2021）》，社会科学文献出版社，2021。

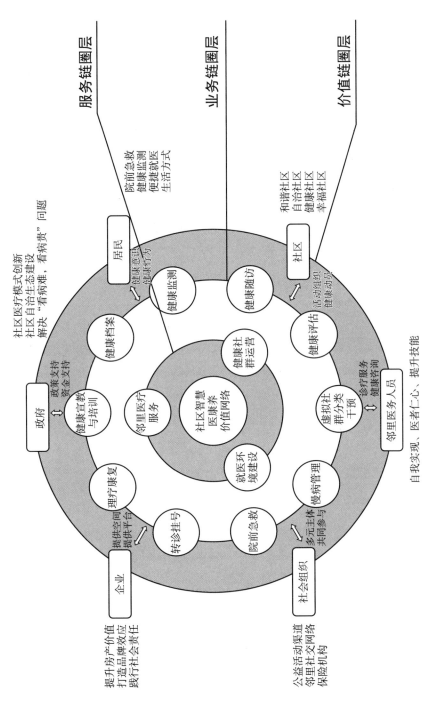

服务链圈层

业务链圈层

价值链圈层

社区医疗模式创新
社区自治生态建设
解决"看病难、看病贵"问题

院前急救
健康监测
便捷就医
生活方式

和谐社区
自治社区
健康社区
幸福社区

居民

健康监测

健康意识
健康行为

社区

健康随访

活动组织
健康动员

健康档案

健康社群运营

健康评估

政府

政策支持
资金支持

健康宣教与培训

邻里医疗服务

社区智慧医康养价值网络

虚拟社群分类干预

诊疗服务
健康咨询

邻里医务人员

企业

提升空间
提供平台

理疗康复

就医环境建设

慢病管理

自我实现、医者仁心、提升技能

提升房产价值
打造品牌效应
践行社会责任

转诊挂号

院前急救

多元主体
共同参与

社会组织

公益活动渠道
邻里社交网络
保险机构

图 4 社区智慧医康养价值网络

资料来源：北大资源大健康战略研究院。

107

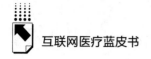

四 结语

　　智慧化手段赋能社区医疗健康服务，促进基层医疗卫生服务价值重塑与模式创新，引领基层医疗卫生服务实现跨越式发展，是构建新型基层智慧健康生态体系的重要基础。全生命周期健康管理是基层智慧健康生态体系的关键概念，是对个体全生命周期健康进行全面监测、分析评估、咨询指导并干预健康危险因素的全过程，需要政府、医疗机构、社区、家庭、企业等多方力量共同参与。构建新型基层智慧健康生态体系，是解决"看病难，看病贵"问题、打造让人民满意的卫生健康事业、满足人民群众不断增长的健康需求、全面推进健康中国建设的必要前提。

B.8
面向公共卫生应急的中医药大数据标准体系研究

沈丽宁

摘　要： 本报告在回顾数字化转型与健康中国战略背景的基础上，系统梳理公共卫生应急与中医药大数据现状及业务架构需求，并从数据治理的视角理顺面向公共卫生应急的中医药大数据标准体系构建思路，按照已有标准体系框架中的中医临床、中医馆、医院管理、综合统计、中药产业、科学研究等类型，构建包括卫生系统内部和外部的面向公共卫生应急的中医药信息标准规范框架。

关键词： 中医药大数据　数据治理　公共卫生应急

一　数字化转型和健康中国战略背景

始于 2018 年的新一轮科技革命和数字化转型，有力推动了以 5G、云计算、大数据、远程技术和人工智能等为代表的数字技术在医疗卫生健康行业的广泛应用，助力医疗资源不平衡、健康信息不对称、健康服务监测与评估不完善等问题的解决。早在 2015 年，联合国大会通过的《变革我们的世界——2030 年可持续发展议程》就强调了信息和通信技术的传播以及全球互联互通具有加速人类进步、弥合"数字鸿沟"和发展知识社会的巨大潜力①。世界卫生组织（World Health Organization，WHO）于 2019 年发布了《2020—2025 年数字卫生保健全球战略》②，在行动计划和实施概要中，从目标、结果、产出、政策和行动及预期影响等 5 个方面全方位阐述了数字技术在国家卫生保健体系中的重要支撑作用，并指出数字健康全球战略目标是通过数字化卫生保健技术应用，形成具有成本效益且高效的卫生体系和服务，加速医疗卫生机构数字化转型，进而改善人类健康状况，实现人人享有健康的愿景。

2017 年，美国食品药品监督管理局（Food and Drug Administration，FDA）发布"数字健康创新行动计划"（Digital Health Innovation Action Plan，DHPIA），旨在帮助规范大规模涌入市场的移动医疗。2020 年，美国国际开发署（U. S. Agency for International Development，USAID）全球卫生局制定了《数字健康行动愿景（2020—2024）》［*A Vision for Action in Digital Health*（*2020-2024*）］，支持受援国的能力建设和国家数字健康战略，呼吁国际社会合作分享该领域的经验和教训③。欧盟于 2022 年 4 月发布《欧盟最终报告中数字健康实施研究》（*Study on Digital Health implementation in the EU Final Report*），全面概述了欧盟的数字健康战略。澳大利亚发布《澳大利亚国家数字健康战略》（*Australia's National Digital Health Strategy*），旨在提高数字健康系统的可及性和利用率，增强医疗保健数据和信息的可用性。面对人口超老龄化挑战，日本政府采取了多项措施来实现改革，并将信息技术

---

① 《变革我们的世界——2030 年可持续发展议程》，商务部网站，2016 年 4 月 13 日，http：//genevese. mofcom. gov. cn/article/yjbg/201604/20160401295679. shtml。

② 《2020—2025 年数字卫生保健全球战略》，"行业研报资源汇"百家号，2022 年 4 月 28 日，https：//baijiahao. baidu. com/s？id＝17312788573 21491375&wfr＝spider&for＝pc。

③ *A Vision for Action in Digital Health*（*2020-2024*），USAID，2020，https：//www. usaid. gov/policy/digital-health-vision。

（包括更广泛地使用远程医疗）作为愿景①。目前，数字健康作为日本医疗创新的前沿之一，涵盖了广泛的硬件和软件类别，将新的数字解决方案置于患者和医生如何合作预防、治疗及管理疾病和健康问题的中心②。

2017 年 12 月，中共中央政治局就落实国家大数据战略进行集体学习研究。习近平总书记强调，要加强学习，懂得大数据，用好大数据，增强利用数据推进各项工作的本领，不断提高对大数据发展规律的把握能力③。相关具体要求进一步明确要运用大数据促进保障和改善民生，提升公共服务均等化、普惠化和便捷化水平。《"健康中国2030"规划纲要》进一步明确了 2030 年主要健康指标，这些健康指标要求的落实需要强有力的数字技术支撑。"十四五"规划进一步把保障人民健康放在优先发展的战略位置，指出要为人民提供全方位全生命周期的健康服务，要构建强大的公共卫生体系，推进中医药传承创新，以科技力量促进全民健康④。

另外，国务院在 2016 年发布了《中医药发展战略规划纲要（2016—2030 年）》；2017 年，《中华人民共和国中医药法》正式实施。这些政策法规从各个方面明确了中医药的重要地位、发展方针和扶植措施。2019 年，中共中央、国务院进一步发布了《关于促进中医

---

① 谭华伟等：《智慧医疗发展的国际经验及其对我国的政策启示》，《中国循证医学杂志》2019 年第 11 期。

② *Is Digital Health Finally Taking Off in Japan*, Intralink, 2019, https：//www.intralinkgroup. com/en‐GB/News/Blog/April‐2019/Is‐digital‐health‐finally‐taking‐off‐in‐Japan.

③ 《习近平带政治局集体学习 领导干部要学懂用好大数据》，央视网，2017 年12 月 10 日，https：//news. cctv. com/2017/12/10/ARTI3HNR1LMiMiNZKmr1NMD1171210. shtml。

④ 薛鹏等：《WHO 数字健康全球战略及对中国的启示》，《中华预防医学杂志》2022 年第 2 期。

药传承创新发展的意见》，明确提出利用"互联网+信息技术"手段推进中医药健康服务。这些政策文件对中医药数据开发和价值挖掘提出了新的要求。本报告在分析现状的基础上，从数据治理的视角，提出面向公共卫生应急的中医药大数据标准体系框架，助力数字中国和健康中国战略的推进。

二　公共卫生应急与中医药大数据现状

我国中医药信息化建设目前已进入快速发展阶段，然而各区域、各中医药医疗机构采用的信息平台、信息存储交互格式等有所差异，不能为公共卫生应急提供数据支撑。构建标准体系框架是开展标准研制的基础和前提工作①。建立面向公共卫生应急管理的中医药信息标准规范框架，有利于建立以中医药数据采集、质量控制、互联互通为基础的数据标准和管理规范，为多源异构的中西医数据融合奠定基础，支撑公共卫生应急管理平台中医药板块的建设与运行。必须立足现实，从系统实际应用出发，解决当前所面临的标准化问题。

同时，大数据在支撑疫情防控和防控决策体系构建方面发挥着重要的作用，这其中重要的技术手段就是健康码，它是一种具有创新性的数字化治理新机制。另外，中医药在疫情防控中也发挥了重要的作用。从中医药大数据来源层面来看，主要是来自中医院、民族医院、中西医结合医院、基层医疗卫生机构、综合医院和相关研究机构，采集的数据经过建模、落地、预测、分析、推广和应用，充分发挥价值。

---

①　胡兵等：《上海市卫生监督数据标准规范框架研究》，《中国卫生监督杂志》2010年第3期。

面向公共卫生应急的中医药大数据平台也存在一些问题，主要涉及四个方面。一是基层，面向基层的中医馆健康信息平台缺乏对突发重大传染性疾病的应急处置能力；缺乏相应的应急管理信息化支撑，在社区应急防控方面缺乏有效的信息化管理模式和手段；对社区居民全生命周期健康管理缺少有效可行的服务支撑体系。二是中医传承。缺少临床系统的应用，没有对医案进行统一的管理归纳，导致一些有价值的医案得不到应用。尤其是名老中医对疫病的研究，不能及时进行归纳并通过知识库的方式普及推广，不能有效继承和进一步创新，使得中医在疫情防控中发挥的作用受到限制。三是资源监测。没有针对重大疫情建立相关的应急中医药医疗资源库，在公共卫生应急管理中缺乏中医医疗资源数据支撑，无法摸清辖区内中医医疗资源底数，不能准确掌握中医医疗机构实验室检测能力、可调动的中医专家队伍、中药储备等情况，无法确保在公共卫生事件发生时能迅速调动资源开展防控救治工作。四是监管。缺少综合医院中医科等其他中医医疗服务数据，无法掌握省级中医医疗服务全貌。中医医疗服务评价缺乏模型及平台支撑，突发疾病中医药防控缺乏统一信息平台支撑。要解决这四个方面的问题，需要构建面向公共卫生应急的中医药大数据平台，并首先进行既有系统的升级和新系统的建设。在升级和建设的基础上构建一体化平台，实现数据全面整合和共享。因此，需要构建总体架构，即面向省级公共卫生应急的中医药大数据管理平台。其中，中医馆健康信息系统主要与基层医疗卫生机构进行衔接、数据采集；中医经验传承服务系统主要面向各个医疗机构开设的中医药专家传承工作室进行数据的收集和共享；中医药资源动态监测与信息服务系统对相关机构进行资源数据监管；中医药综合监管信息系统也起到监管作用。这四个系统共同构成面向公共卫生应急的中医药大数据平台，如图1所示。在此基础上，围绕每一个系统做进一步规划和设计，以为医疗机构以及卫生主管部门提供服务和决策支持。

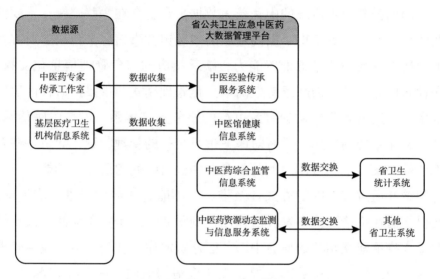

图1　面向公共卫生应急的中医药大数据平台

三　数据治理与信息标准体系

数据治理已经被提升到非常高的层面。国际数据治理研究所（The Data Governance Institute，DGI）认为，数据治理指的是对数据相关事宜的决策制定与权利控制。具体来说，数据治理是处理信息和实施决策的系统，即根据约定模型实施决策，包括实施者、实施步骤、实施时间、实施情境以及实施途径与方法。我国《信息技术服务治理第5部分：数据治理规范》中关于数据治理的定义是：数据资源及其应用过程中相关管控活动、绩效和风险管理的集合。显然，数据治理不仅通过数据管理提升数据质量，更强调体系化的流程设定和权责划分。数据管理是数据治理的基础，而数据治理是数据管理的延伸。《信息技术服务治理第5部分：数据治理规范》分为两个部分，一是数据管理体系的治理，核心是数据标准和质量、数据安全、元数据管理和数据生存周期；二是数据价值体系的治理，包括数据流通、数据服务、数据潜在价值挖掘等，都是对数据的深入研判和价值发现。

我国卫生信息标准体系包含 5 个方面，即基础类标准、数据类标准、技术类标准、安全和隐私类标准及管理类标准。截至 2023 年 6 月，已立项 300 多项标准，正式发布 251 项行业标准、56 项团体标准。《"十四五"卫生健康标准化工作规划》提出了六大主要标准化任务及 6 个重点领域，强调要以标准化推进公共卫生体系建设，引领医疗卫生服务高质量发展。中医药在公共卫生服务体系中占据非常重要的地位，能够强化标准的规范引领和支撑作用。《国家基本公共卫生服务规范（第三版）》关注对儿童和老年人的中医药健康指导，这是业务要求。业务要求落实到数据层面就是城乡居民健康档案基本数据集，基本数据集里面有关于老年人、儿童的中医药健康管理信息标准和规范。

数据资源的管理、资源体系的建设也是非常重要的。具体包含数据资源的整合、注册、发布以及查询。要回答几个重要的问题：有哪些资源、资源在哪里、谁来提供、谁来使用、谁来发布、如何检索/利用。围绕这些基本问题，资源目录体系建设的目标被提出，强调推进跨机构、跨地域的共享开放和应用。在此基础之上，基于元数据模型，从内容、表述、管理、责任、获取 5 个维度构建资源目录元数据库，并将健康医疗大数据划分为八大类。随着技术的发展、业务的推进，还要做进一步的调整、优化和提升。

我国已经初步建成中医药信息标准体系[1]。国家层面的中医药信息基础数据类标准研制主要围绕两个方面展开：一是名词术语类标

---

[1] 张艺然等：《基于 SWOT 分析的中医药信息标准化发展战略与思考》，《中国医药导报》2020 年第 17 期。

准，如《中医临床诊疗术语》等国家标准；二是中医药信息的分类与代码标准，如《中医病证分类与代码》和《中药编码规则及编码》。此外，2020 年 11 月，《中医病证分类与代码》和《中医临床诊疗术语》修订版发布。《中医临床诊疗术语》修订版的内容更加全面①，并在《中医病证分类与代码》的基础上从编码方式、命名规范等方面做了进一步的完善②。2015 年，国家中医药管理局组织开展了 101 项中医药信息标准研制项目，截至 2023 年 6 月，已发布 94 项中医药信息团体标准，涉及中医医疗机构的综合统计、治未病、临床与护理、药事管理、科教管理等。在这些中医药信息基础数据类标准中，只有中医治未病领域涉及疾病预防控制体系建设，与公共卫生体系有关的中医药信息基础数据类团体标准尚不多见③。

四 面向公共卫生应急的中医药大数据标准体系框架

构建面向公共卫生应急的中医药大数据平台的重要基础工作是构建数据标准体系。向上与国家重大公共卫生事件医学中心信息平台对接，向下与各地市全民健康信息平台对接，还要与卫生体系外的公安和环保等部门进行对接，充分发挥数据的价值（见图 2）。

---

① 周强等：《〈国际疾病分类第十一次修订本（ICD-11）〉传统医学章节与新版中医国家标准的比较研究》，《上海中医药杂志》2021 年第 5 期。
② 李明等：《形制之变（一）——新旧中医国家标准疾病部分异同解读》，《上海中医药杂志》2021 年第 2 期。
③ 林育全等：《医防协同下中医药信息基础数据类标准研制现状与思考》，《中国卫生信息管理杂志》2021 年第 5 期。

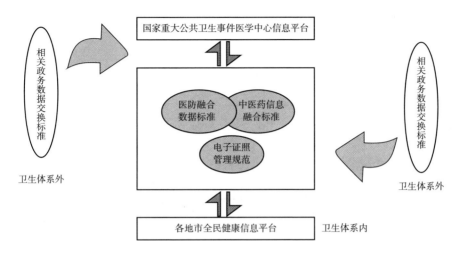

图 2　面向公共卫生应急的中医药大数据平台

（一）构建过程

公共卫生应急中医药大数据管理平台需要包含中医药四大系统：中医馆健康信息系统、中医经验传承服务系统、中医药资源动态监测与信息服务系统以及中医药综合监管信息系统。根据中医药领域这四大系统数据传输和系统功能的要求，对面向公共卫生应急的中医药信息标准规范框架构建需求进行分析。系统核心业务主要围绕"实现面向公共卫生应急的中医药数据信息资源的全面整合和共享"这一目标。具体而言，需要从中医院、综合医院、民族医院、中西医结合医院、基层医疗卫生机构中医诊疗区（中医馆）等途径获取多源异构数据进行规范化处理，经过融合汇总后，供公共卫生应急中医药大数据管理平台处理和分析，其中电子病历、临床教学等方面的数据同时传输到省公共卫生应急中医药大数据管理平台中的医疗卫生资源数据库、常态公共卫生数据库、中医药特色数据库和医疗服务数据库，进而应用到疫情监测预警、临床救治、中医药资源管理、中医药传承、决策指挥等功能中（见图 3）。

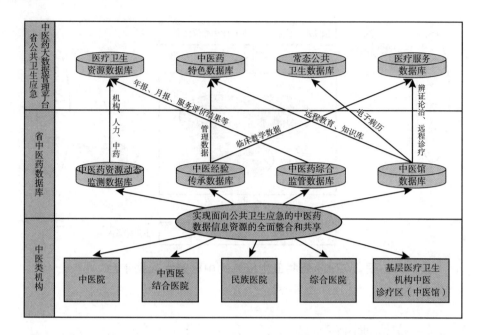

图 3　公共卫生应急中医药大数据管理平台中的中医药四大系统概念模型

从系统需求来看，面向公共卫生应急的中医药信息标准规范框架
的构建，不仅要统一系统数据采集的标准，也要保障数据共享的一致
性。因此，本报告在明确公共卫生应急中医药大数据管理平台中医药
四大系统概念模型的基础上，归纳梳理数据需求和系统功能，并参考
《中医药信息标准体系表（试行）》① 总框架以及国内其他中医药信
息标准体系结构②，面向公共卫生应急需求，制定了面向公共卫生应
急的中医药信息标准规范框架，如图 4 所示。按照标准规范框架划分

①　《国家中医药管理局关于印发〈中医药信息标准体系表（试行）〉的通知》，国
家中医药管理局网站，2013 年 7 月 19 日，http：//www. satcm. gov. cn/bangongshi/
zhengcewenjian/2018-03-24/908. html。

②　冯磊：《〈中医药信息标准体系框架与分类〉国际标准发布》，《中医药管理杂
志》2015 年第 10 期；常凯等：《中医药标准体系表研究》，《中医杂志》2014
年第 2 期。

数据集，提取相关数据项，将与其他系统产生交叉的数据项剔除。对照中医药领域已发布的国家标准、行业标准和团体标准对数据元进行初步规范化，编制面向公共卫生应急的中医药数据集标准、数据交换规范、值域代码表以及数据安全标准。

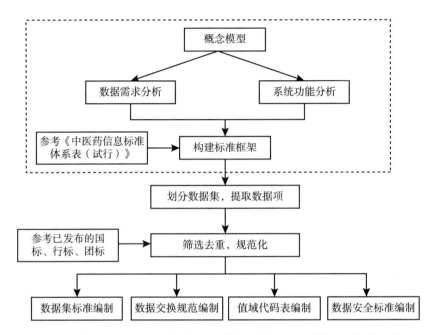

图 4　面向公共卫生应急的中医药信息标准规范框架构建思路

（二）标准规范框架

按照已有标准体系结构中的中医临床、中医馆、医院管理、综合统计、中药产业、科学研究等类型对数据项进行分类，构建了面向公共卫生应急的中医药信息标准规范框架，如图 5 所示。该框架主要反映标准组成和层次结构关系，将标准划分为中医馆数据集、中医经验传承服务数据集、中医药资源动态监测与信息服务数据集、中医药综合监管数据集 4 个数据集标准，以及数据交换规范和中医药数据元值域代码规范，共包含六大类18个小类。六大类中医药信息标准之间形成互相依赖、互相制约、互相补充的关系①。

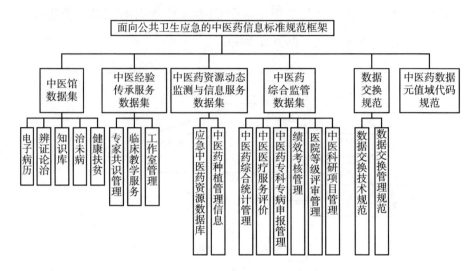

图5　面向公共卫生应急的中医药信息标准规范框架

数据集标准是面向公共卫生应急的中医药信息标准规范框架的重要组成部分。一是中医馆数据集，以电子病历为核心，包括辨证论治、知识库、治未病、健康扶贫等其他业务数据。二是中医经验传承服务数据集，包括专家共识管理、临床教学服务以及工作室管理。三是中医药资源动态监测与信息服务数据集，主要包括人力资源、机构资源和药材资源等，形成应急中医药资源数据库和中医药种植管理信息两大子集。四是中医药综合监管数据集，综合监管在综合统计基础上延伸，既包含中医药综合统计管理、中医医疗服务评价、中医药专科专病申报管理以及绩效考核管理，又包括医院等级评审管理和中医科研项目管理，在需求分析基础上形成六大业务系统模块十几个数据

① 黄文婧等：《面向公共卫生应急的中医药信息标准规范框架研究》，《医学信息学杂志》2022年第2期。

子集。五是数据交换规范，主要分为数据交换技术规范和数据交换管理规范，包括交换人员的管理、环节的管理、内容的管理等，对交换的内容、交换的架构以及交换的接口要求等都做了非常清晰的界定。六是中医药数据元值域代码规范，其中中医特色占到一半。这些内容共同形成中医药数据交互架构，底层是各类医疗卫生机构，第 2 层是存放数据的仓库。在此基础上，还要研制数据安全和隐私保护方面的标准规范，包括系统安全、数据安全、隐私安全以及运维管理安全。

B.9
平台型互联网诊疗的收费模式
和特征分析

——基于肥胖症咨询的研究

胡瑶琳

摘　要： 通过聚焦对互联网诊疗有较高潜在需求和适配度的肥胖症，本报告选择了具有代表性的4个互联网诊疗平台，并分析了平台型互联网诊疗的收费模式和定价特征，以期为中国互联网诊疗供给研究提供基础。研究发现，目前中国互联网诊疗平台的收费模式整体相似，差异主要体现在接入服务、候诊时间、具体问诊规则和收费价格4个方面。通过综合分析互联网诊疗平台定价特点，本报告建议互联网诊疗平台采取以下措施获得比较优势：一是充分利用大数据和AI技术向用户提供低价高效的问诊辅助服务；二是提供相比线下医疗机构更好的用户体验；三是通过大数据技术和价格优势筛选和用户问诊需求相匹配的医生；四是通过和商业保险公司的合作探索更多的互联网诊疗报销方式。

关键词： 平台型互联网诊疗　互联网医疗　收费模式　肥胖症

一　前言

《关于完善"互联网+"医疗服务价格和医保支付政策的指导意

见》对互联网诊疗服务价格按照所依托的互联网医院的经营性质进行分类管理，概括而言，非营利性医疗机构采用政府调节价格，营利性医疗机构采用市场调节价格①。公众更为熟悉的互联网诊疗平台如平安健康、好大夫在线、微医等适用市场调节价格，考虑这类供给方的运营模式属于典型的"平台经济"②，所以本报告采用"平台型互联网诊疗"来指代这类受众面更广的营利性互联网医院提供的诊疗服务。

中国互联网诊疗从初具雏形的 39 健康网起步，至今发展已逾 20 年。目前，互联网诊疗市场主要服务供给商的格局已趋于清晰，呈现"一超多强"格局。其中，平安健康为"超级供应商"，在市场渗透率和日均访问量等方面占据头部位置。好大夫在线、微医等专注互联网诊疗服务的供给商通过探索特色发展模式亦寻得生存空间。在这一产业发展现状下，聚焦市场要素中重要的价格指标，研究平台型互联网诊疗的收费模式和特征，对互联网诊疗的市场参与者、服务使用者和相关管理部门具有较高的参考价值。

鉴于《互联网诊疗监管细则（试行）》依然将线上服务的范围限定于健康咨询和慢性病复诊，为了避免病种差异③，本报告以对健康咨询和慢病管理均有较高潜在需求的肥胖症为研究对象，以呈现更有针对性的研究。选择肥胖症的另外一个原因是肥胖症已成为中国公共卫生和社会治理的重要问题，中国目前拥有世界最庞大

---

① 李允尧、刘海运、黄少坚：《平台经济理论研究动态》，《经济学动态》2013 年第 7 期。
② 李允尧、刘海运、黄少坚：《平台经济理论研究动态》，《经济学动态》2013 年第 7 期。
③ 《〈卫生政策研究进展〉2021 年第 3 期："互联网+"医疗服务》，上海市卫生和健康发展研究中心网站，2022 年 8 月 30 日，https：//www.shdrc.org/p/5256.html。

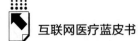

的肥胖人群①，且面临沉重的医疗负担，预计到 2030 年，我国肥胖症相关治疗费用将高达全国医疗费用的 21.5%②。互联网诊疗在治疗或管理肥胖症上具有独特优势。肥胖症临床治疗时患者多承担较大心理压力，容易产生病耻感，而互联网诊疗通过提供线上医患专属沟通，有助于提高治疗效果③。

本报告选择了 4 个具有代表性的中国互联网诊疗平台来研究目前中国平台型互联网诊疗的收费模式和特征，以求进一步展现互联网诊疗市场的面貌，为产业参与者、用户和管理部门提供决策依据。

二 研究方法

（一）互联网诊疗平台的选取

通过筛选，本报告选择了平安健康、微医、好大夫在线和丁香医生这 4 个在中国知名度和用户熟悉度较高的平台。这 4 个平台均有 App 入口，其中平安健康、微医、好大夫在线的月度活跃人数在近几年同类型 App 中居于前列，平安健康的互联网诊疗市场占有率更是高达 80%以上④。微医、好大夫在线和丁香医生这 3 个平台除了有 App 入口，还有电脑网页入口。除了市场占有率和用户口碑，选择这

① Pan, F., Wang, M., Pan, A., "Epidemiology and Determinants of Obesity in China," *Lancet Diabetes & Endocrinology* 6 (2021).

② Wang, Y., et al., "Obesity in China 3 Health Policy and Public Health Implications of Obesity in China," *The Lancet. Diabetes & Endocrinology* 7 (2021): 446-461.

③ Haugen, HA., "Using Telehealth to Increase Participation in Weight Maintenance Programs," *Obesity* 15 (2012): 3067-3077.

④ 《2020 中国互联网医疗年度分析 | "互联网+医疗健康" 加速发展》，搜狐网，2020 年 8 月 13 日，https://www.sohu.com/a/412952236_114819.

4 个平台的另一重要原因在于这 4 个平台在营业模式和医生收费模式上各有特点，具有行业代表性（见表 1）。

表 1　本报告互联网诊疗平台的特点及入选原因

互联网诊疗平台	平台特点及入选原因
平安健康	• 目前中国规模最大的互联网医疗公司,市场占用率和用户访问量稳居第一 • 隶属中国知名保险公司平安集团,能便捷获得保险资源和支持 • 自有医生团队超过 1800 人
微医	• 拥有中国第一家互联网医院(乌镇互联网医院) • 中国互联网诊疗产业中采用 HMO 模式的先行者和典型代表 • 首个纳入医保支付的平台型互联网医院
好大夫在线	• 创建了中国第一个实时更新的互联网医生数据库,积累了众多三甲医院医生资源 • 与银川市政府合作建立的银川智慧互联网医院是中国互联网医院的知名代表 • 和学术界保持良好互动且数据公开度较高,是中国互联网诊疗实证研究中经常被选择的研究对象
丁香医生	• 最初是服务医生的平台,积累了大量医生资源 • 中国最活跃的医疗科普平台之一,市场知名度高

（二）数据获取

本报告采用 Python 技术抓取了微医、好大夫在线、丁香医生 3 个平台网页端截至 2021 年 7 月 30 日提供肥胖症咨询的医生的收费及相关公开信息（见表 2）。平安健康提供肥胖症咨询的医生主要为平台自有医生，自有医生收费标准较为统一，具体的收费规则、候诊时间和收费情况可直接概括。

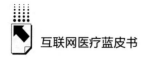

表2 3个互联网诊疗平台可以抓取的医生信息

平台名称	微医	好大夫在线	丁香医生
姓名	√	√	√
职位	√	√	√
科室	√	√	√
医院	√	√	√
擅长领域	√	√	√
图文问诊收费	√	√	√
语音问诊收费	网页端统一显示为视话问诊,手机端区分语音问诊和视频问诊;本报告采用网页端数据,故只有视话问诊数据,该数据实质为语音问诊价格	√	没有提供该种方式的肥胖症医生
视频问诊收费		需要在另外的页面查找,较少医生开通	没有提供该种方式的肥胖症医生
候诊时间	提供,但比较笼统,一般格式为"几小时内"	在另外的页面提供,且是定性表述,如快、较快、较慢、慢	部分提供
评价得分	√(百分制)	√(5分制)	√(5分制)
问诊次数	提供累计问诊量	部分提供,为两周内的问诊量	提供每月的问诊量

三 研究结果与分析

(一)互联网诊疗的医生收费模式分析

在市场机制调节下,目前中国互联网诊疗平台的医生收费模式有趋同倾向。从问诊形式来看,主流互联网诊疗平台会提供图文问诊、语音问诊和视频问诊3种形式。图文问诊指患者向医生发送咨询图片和文字信息(包括语音记录),医生在阅读完患者的留言后再回复患者。这种形式可以让医患双方有更多的思考时间,但存在一定滞后性。语音问诊的效果接近电话沟通，使用的是互联网诊疗平台自身的通信系统，具有及时反馈的优势。视频问诊是指患者通过互联网诊疗平台的视频系统直接和医生沟通，这种沟通适用于面诊，更接近线下问诊效果。从医生供给来看，目前中国互联网诊疗平台的医生覆盖全部职称的医生，但平台往往更加偏好三甲医院的医生。共性之外，不同互联网诊疗平台的医生收费模式差异主要体现在候诊时间、问诊接入设置、具体问诊规则及收费价格等方面（见表3）。

分析发现，目前中国互联网诊疗平台在模式设置上有以下四个特点：一是积极采用大数据搜索技术和 AI 应答技术为用户匹配医生，减轻医生就诊压力；二是普遍更青睐来自三甲医院的医生；三是各个平台会根据不同的问诊情境提供减少用户候诊时间的快速问诊服务；四是各个平台会根据不同的问诊情境提供低价甚至免费的问诊服务。

（二）互联网诊疗的医生收费特征

以 2021 年 7 月 30 日为时间节点，借助 Python 技术，本报告在微医的互联网诊疗平台上抓取到 598 名提供肥胖症咨询的医生信息，在好大夫在线的互联网诊疗平台上抓取到 596 名提供肥胖症咨询的医生信息，在丁香医生的互联网诊疗平台上抓取到 100 名提供肥胖症咨询的医生信息。表4、表5、表6 为对这 3 个平台医生收费相关信息的描述统计分析。

基于描述统计结果可概括 3 个平台的共同特征。第一，3 个平台中来自三级医院的医生占比均超过 90%，二级医院和一级医院医生数量较少；第二，诊疗收费与医生所在医院级别有关，三级医院医生的收费普遍高于二级医院医生的收费；第三，诊疗收费和医生职称有关，费用从高至低为主任医师、副主任医师、主治医师、住院医师；

表 3　中国典型互联网诊平台的收费模式和特点

互联网诊平台	平安健康	微医	好大夫在线	丁香医生
接入特点	有免费问诊服务,借助 AI 技术,候诊时间 3 分钟内,问诊时长 15 分钟	强调三甲医院医生资源。提供两个特色产品,分别是:(1)3 分钟内帮用户找到三甲医院医生;(2)同时获得至少 5 位三甲医院医生的回答	(1)有免费义诊服务,在用户填写基本信息后,由平台匹配医生,医生仅以图文回复 3 次;(2)有极速方式提供问诊,缩短用户选择医生的时间和候诊时间	(1)限量提供低价问诊;(2)提供智能匹配医生的服务
医生特点	有两种类型的医生:(1)三甲医院医生;(2)平安互联网医院自雇医生	三甲医院医生居多,但也允许少量非三甲医院医生开诊	三甲医院医生居多,但也允许少量非三甲医院医生开诊	三甲医院医生居多,但也允许少量非三甲医院医生开诊
医生配置特点	三甲医院医生:区分知名医生和其他医生 / 平安互联网医院自雇医生:以主治医师为主	主任医师和副主任医师居多	主任医师和副主任医师居多	三甲医院主治医师居多

续表

互联网诊疗平台	平安健康	微医	好大夫在线	丁香医生
图文问诊候诊规则和收费规则	三甲医院医生:(1)知名医生限时回答,一般提供15~20分钟问诊,费用较高,一般不低于100元/10分钟,需要提前预约;(2)其他医生2天内不限次数交流,可随时咨询,收费为5~100元,需等待医生回复,平均候诊时间为4小时内。平安互联网医院自聘医生:(1)问诊时长以20分钟为主;(2)候诊时间控制在1分钟以内;(3)收费标准为统一,有8.8元/15分钟,5.9元/20分钟,9.9元/20分钟,19.9元/20分钟等不同档次	(1)医生接诊后24小时内不限沟通次数;(2)医生24小时内未接诊,自动退款;(3)收费不统一	图文问诊规则:(1)医生给出结论或诊结束后;(2)问诊结束后赠送48小时后赠送2次回复机会;(3)问诊期间内不限回复次数交流;(4)超过7天医生不接诊,费用原路退回;(5)收费不统一;(6)不披露候诊时间的数值,采用快、正常、较快等定性表述。一问一答:(1)适用简单问题;(2)问诊期间用户仅提1个问题;(3)医生也只回复1次,用户2次回复机会,7天内有效;(4)超过7天医生不接诊,费用原路退回;(5)收费不统一	(1)用户提问,医生限时回答;(2)医生回答后用户有2次免费追问机会;(3)医生未回复退全款;(4)收费不统一
语音问诊候诊规则和收费规则	三甲医院医生:(1)知名医生一般提供10~20分钟问诊,收费为100~300元/10分钟,需要提前预约;(2)其他医生一般提供10~20分钟,收费为10~100元,需等待医生回复,平均候诊时间为4小时内。平安互联网医院自聘医生:(1)问诊时长以20分钟为主;(2)在医生工作时间内可以即时问诊;(3)收费标准较低,一旦收费标准为统一,29.9元/20分钟居多	(1)15分钟问诊时间;(2)如未和医生建立沟通,可申请退款;(3)收费不统一	(1)用户提交资料且医生查看资料后,以短信方式通知用户,确认问诊时间,问诊时间;(2)问诊时长10分钟,系一次性通话服务;(3)收费不统一;(4)不披露候诊时间的数值,采用快、较快、正常、较慢、慢等定性表述	(1)问诊时长15分钟;(2)收费不统一

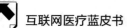

续表

互联网诊疗平台	平安健康	微医	好大夫在线	丁香医生
视频问诊候诊和收费规则	三甲医院医生:(1)知名医生一般提供10~20分钟问诊,收费为100~600元/10分钟,需要提前预约;(2)其他医生一般提供10~20分钟问诊,收费为50~200元/10分钟,需等待医生回复,平均候诊时间为4小时以内 平安互联网医院自雇医生:(1)问诊时长以20分钟为主;(2)在医生工作时间内可以即时问诊;(3)收费标准较低,39.9元且收费较低,平均20分钟居多	(1)一次性收费,未限定时长;(2)如未和医生建立沟通,可申请退款;(3)收费不统一	较少医生开通	较少医生开通
收费特点	三甲医院医生:(1)收费不统一;(2)知名医生高于其他医生的收费;(3)视频问诊高于语音问诊收费 平安互联网医院自雇医生:(1)收费统一;(2)收费高于三甲医院医生;(3)视频问诊高于语音问诊收费和图文问诊收费	(1)收费不统一;(2)视频问诊高于语音问诊收费和图文问诊收费	(1)收费不统一;(2)语音问诊收费高于图文问诊收费	(1)收费不统一;(2)语音问诊高于图文同诊收费

表 4　微医的医生收费信息描述统计

三级医院医生统计

职称	观察值（在总有效观察值中的占比）	项目	平均数	中位数	众数	最小值	最大值	观测数
主任医师	214（36.90%）	候诊时间（小时）	2.72	2.0	1	1.00	6	69
		图文问诊价格（元）	70.78	50.0	30	5.00	500	214
		语音问诊价格（元）	104.73	80.0	100	0.00	500	132
		评价得分（分,1 为最高值）	0.99	1.0	1	0.50	1	177
		接诊率（1 为最高值）	0.91	1.0	1	0.18	1	103
		累计问诊量（次）	203.28	35.0	1	1.00	7231	201
副主任医师	199（34.31%）	候诊时间（小时）	2.64	2.0	1	1.00	6	59
		图文问诊价格（元）	48.64	30.0	30	0.00	500	199
		语音问诊价格（元）	81.97	50.0	30	0.00	500	118
		评价得分（分,1 为最高值）	0.99	1.0	1	0.66	1	165
		接诊率（1 为最高值）	0.93	1.0	1	0.25	1	94
		累计问诊量（次）	212.27	21.0	1	1.00	16100	186
主治医师	114（19.66%）	候诊时间（小时）	2.27	1.5	1	1.00	6	44
		图文问诊价格（元）	32.68	30.0	30	0.00	200	114
		语音问诊价格（元）	49.46	40.0	30	0.00	159	72
		评价得分（分,1 为最高值）	0.99	1.0	1	0.75	1	106
		接诊率（1 为最高值）	0.96	1.0	1	0.50	1	66
		累计问诊量（次）	286.29	26.0	1	1.00	5930	114

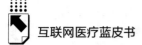

续表

职称	观察值（在总有效观察值中的占比）	项目	平均数	中位数	众数	最小值	最大值	观测数
住院医师	16（2.76%）	候诊时间（小时）	2.00	2.0	—	2.00	2	1
		图文问诊价格（元）	17.81	15.0	5	5.00	50	16
		语音问诊价格（元）	29.83	30.0	20	20.00	40	6
		评价得分（分，1为最高值）	0.99	1.0	1	0.93	1	13
		接诊率（1为最高值）	0.83	1.0	1	0.50	1	3
		累计问诊量（次）	638.00	11.0	2	1.00	9192	15

二级医院医生统计

职称	观察值（在总有效观察值中的占比）	项目	平均数	中位数	众数	最小值	最大值	观测数
主任医师	8（1.38%）	候诊时间（小时）	—	—	—	—	—	—
		图文问诊价格（元）	52.38	30.0	30	0.00	199	8
		语音问诊价格（元）	110.00	50.0	—	30.00	250	3
		评价得分（分，1为最高值）	1.00	1.0	1	0.97	1	8
		接诊率（1为最高值）	1.00	1.0	—	1.00	1	1
		累计问诊量（次）	105.13	68.5	—	12.00	288	8
副主任医师	11（1.90%）	候诊时间（小时）	1.75	2.0	2	1.00	2	4
		图文问诊价格（元）	32.73	30.0	30	20.00	50	11
		语音问诊价格（元）	26.25	27.5	—	0.00	50	4
		评价得分（分，1为最高值）	1.00	1.0	1	0.96	1	11
		接诊率（1为最高值）	1.00	1.0	1	1.00	1	5
		累计问诊量（次）	52.73	44.0	—	1.00	152	11

续表

职称	观察值（在总有效观察值中的占比）	项目	平均数	中位数	众数	最小值	最大值	观测数
主治医师	11（1.90%）	候诊时间（小时）	1.00	1.0	1	1.00	1	3
		图文问诊价格（元）	31.67	30.0	30	20.00	50	12
		语音问诊价格（元）	46.00	30.0	30	20.00	100	5
		评价得分（分，1 为最高值）	1.00	1.0	1	0.97	1	12
		接诊率（1 为最高值）	1.00	1.0	1	1.00	1	6
		累计问诊量（次）	183.42	25.5	5	2.00	1340	12
住院医师	2（0.34%）	候诊时间（小时）	—	—	—	0.00	0	0
		图文问诊价格（元）	15.00	15.0	—	10.00	20	2
		语音问诊价格（元）	12.50	12.5	—	10.00	15	2
		评价得分（分，1 为最高值）	1.00	1.0	1	1.00	1	2
		接诊率（1 为最高值）	1.00	1.0	—	1.00	1	1
		累计问诊量（次）	66.50	66.5	—	3.00	130	2

一级医院医生统计

职称	观察值（在总有效观察值中的占比）	项目	平均数	中位数	众数	最小值	最大值	观测数
主治医师	5（0.86%）	候诊时间（小时）	—	2.0	—	2.00	2	1
		图文问诊价格（元）	11.72	10.0	20	3.60	20	5
		语音问诊价格（元）	—	—	—	0.00	0	0
		评价得分（分，1 为最高值）	0.99	1.0	1	0.97	1	5
		接诊率（1 为最高值）	1.00	1.0	—	1.00	1	1
		累计问诊量（次）	45.20	5.0	—	2.00	149	5

注：共抓取 598 名医生信息，纳入分析 580 个数据，未纳入分析的 18 个数据均存在严重缺失；一级医院医生均为主治医师；候诊时间指的是"小时内"。

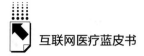

表 5　好大夫在线的医生收费信息描述统计

三级医院医生统计

职称	观察值（在总有效观察值中的占比）	项目	平均数	中位数	众数	最小值	最大值	观测数
主任医师	256（44.52%）	图文问诊价格（元）	102.27	60.0	30.0	0.0	1360.0	177
		语音问诊价格（元）	116.07	94.0	150.0	1.0	799.0	142
		评价得分（分,5为最高值）	3.55	3.6	3.8	2.9	5.0	256
副主任医师	174（30.26%）	图文问诊价格（元）	57.98	35.0	30.0	6.0	500.0	129
		语音问诊价格（元）	92.69	54.5	50.0	9.0	1000.0	104
		评价得分（分,5为最高值）	3.35	3.4	3.0	2.8	5.0	174
主治医师	109（18.96%）	图文问诊价格（元）	40.71	30.0	9.0	2.0	299.0	82
		语音问诊价格（元）	64.64	50.0	50.0	9.0	288.0	67
		评价得分（分,5为最高值）	3.21	3.1	3.0	2.6	4.7	108
住院医师	19（3.30%）	图文问诊价格（元）	15.50	12.0	9.0	9.0	30.0	10
		语音问诊价格（元）	18.50	19.0	19.0	9.0	40.0	10
		评价得分（分,5为最高值）	3.06	3.0	3.0	2.8	3.4	19

二级医院医生统计

职称	观察值（在总有效观察值中的占比）	项目	平均数	中位数	众数	最小值	最大值	观测数
主任医师	3（0.52%）	图文问诊价格（元）	41.67	15.0	—	10.0	100.0	3
		语音问诊价格（元）	165.00	165.0	—	30.0	300.0	2
		评价得分（分,5为最高值）	3.20	3.30	—	2.8	3.5	3

续表

职称	观察值(在总有效观察值中的占比)	项目	平均数	中位数	众数	最小值	最大值	观测数
副主任医师	6(1.04%)	图文问诊价格(元)	13.50	9.0	9.0	6.0	30.0	4
		语音问诊价格(元)	19.00	19.0	—	9.0	29.0	3
		评价得分(分,5为最高值)	2.87	2.8	2.7	2.7	3.2	6
主治医师	8(1.39%)	图文问诊价格(元)	19.50	19.5	—	9.0	30.0	4
		语音问诊价格(元)	29.00	29.0	—	20.0	38.0	2
		评价得分(分,5为最高值)	2.75	2.7	2.6	2.6	3.0	8

注：共抓取596名医生信息，纳入分析575个数据；一级医院有4名医生，但仅有1名医生有数据，因此放弃对一级医院的统计；其他缺失值不符合本次研究目的。

表6　丁香医生的医生收费信息描述统计

三级医院医生统计

职称	观察值(在总有效观察值中的占比)	项目	平均数	中位数	众数	最小值	最大值	观测数
主任医师	11(11.00%)	候诊时间(分钟)	71.60	44.5	180	12	180	10
		图文问诊价格(元)	81.00	69.0	49	10	229	11
		评价得分(分,5为最高值)	5.00	5.0	5	5	5	9
		问诊量(次/月)	21.91	11.0	7	1	81	11
副主任医师	31(31.00%)	候诊时间(分钟)	68.37	30.0	120	4	360	30
		图文问诊价格(元)	57.97	39.0	39	19	499	31
		评价得分(分,5为最高值)	4.92	5.0	5	4	5	25
		问诊量(次/月)	27.74	10.0	1	0	217	31

续表

二级医院医生统计

职称	观察值（在总有效观察值中的占比）	项目	平均数	中位数	众数	最小值	最大值	观测数
主治医师	51（51.00%）	候诊时间（分钟）	60.46	30.5	120	4	360	48
		图文问诊价格（元）	38.49	39.0	39	19	99	51
		评价得分（分,5为最高值）	4.96	5.0	5	4	5	38
		问诊量（次/月）	22.02	6.0	1	0	220	51
住院医师	4（4.00%）	候诊时间（分钟）	134.00	107.0	—	22	300	4
		图文问诊价格（元）	21.50	19.0	19	19	29	4
		评价得分（分,5为最高值）	5.00	5.0	5	5	5	4
		问诊量（次/月）	13.00	8.0	8	5	31	4

一级医院医生统计

职称	观察值（在总有效观察值中的占比）	项目	平均数	中位数	众数	最小值	最大值	观测数
主治医师	1（1.00%）	候诊时间（分钟）	35	—	—	—	—	—
		图文问诊价格（元）	29	—	—	—	—	—
		评价得分（分,5为最高值）	4	—	—	—	—	—
		问诊量（次/月）		—	—	—	—	—
主治医师	2（2.00%）	候诊时间（分钟）	68.50	68.5	—	17	120	2
		图文问诊价格（元）	69.50	69.5	—	49	90	2
		评价得分（分,5为最高值）	5.00	5.0	5	5	5	2
		问诊量（次/月）	7.00	7.0	—	5	9	2

注：共抓取100名医生信息，且数据均有效。

第四，图文问诊价格普遍低于语音问诊价格；第五，候诊时间呈现出医生职级越高，等待时间越长的特征。

横向比较来看，好大夫在线的三级医院主任医师、副主任医师、主治医师的图文问诊和语音问诊的收费普遍高于其他两个平台，但好大夫在线的问诊模式并没有优于其他两个平台。考虑3个平台的二级医院医生和一级医院医生数据均较少且普遍不具备统计学意义，表7进一步展示了3个平台三级医院医生的定价数据。在图文问诊中，从3个平台的平均值来看，三级医院主任医师的收费近85元，副主任医师、主治医师、住院医师的收费分别约为55元、37元、18元。在语音问诊中，由于丁香医生平台没有提供语音问诊的医生数据，所以本报告仅比较了微医和好大夫在线。语音问诊中主任医师、副主任医师、主治医师、住院医师在这两个平台的平均收费分别约为93元、74元、49元、19元。结合平安健康的收费模式，可以发现平安健康的知名医生收费（图文问诊和语音问诊分别为100元/10分钟、100~300元/10分钟）高于表7所计算的平均值；平安健康其他三级医院医生的收费（图文问诊和语音问诊分别为5~100元、10~100元）同样适用表7的数据分析结果。

为更好地分析中国互联网诊疗收费的竞争优势，本报告选取了北京、武汉、成都这3个分别位于中国东部、中部和西部的城市，并查阅了这3个城市三级医院不同职级医生的线下问诊费用（见表8）。可以发现，不同职级医生的互联网诊疗收费普遍高于线下问诊收费。在医保报销政策上，线下问诊可以较为便利地享受医保报销政策，而目前大部分互联网诊疗平台并不能直接进行医保报销。在表8中可以看到，线下问诊的知名专家收费比较高，但结合上文数据可以推断，互联网诊疗的知名专家收费依旧高于线下问诊。

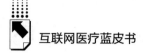

表7 三级医院医生互联网诊疗平台收费比较

单位：元

比较项目	职级	图文问诊价格比较				语音问诊价格比较（统一换算成10分钟问诊时长）		
		微医	好大夫在线	丁香医生	平均值	微医	好大夫在线	平均值
平均数	主任医师	70.78	102.27	81.00	84.68	69.82	116.07	92.95
	副主任医师	48.64	57.98	57.97	54.86	54.64	92.69	73.67
	主治医师	32.68	40.71	38.49	37.29	32.97	64.64	48.81
	住院医师	17.81	15.50	21.50	18.27	19.89	18.50	19.19
中位数	主任医师	50.00	60.00	69.00	59.67	53.33	94.00	73.67
	副主任医师	30.00	35.00	39.00	34.67	33.33	54.50	43.92
	主治医师	30.00	30.00	39.00	33.00	26.67	50.00	38.33
	住院医师	15.00	12.00	19.00	15.33	20.00	19.00	19.50
众数	主任医师	30.00	30.00	49.00	36.33	66.67	150.00	108.33
	副主任医师	30.00	30.00	39.00	33.00	20.00	50.00	35.00
	主治医师	30.00	9.00	39.00	26.00	20.00	50.00	35.00
	住院医师	5.00	9.00	19.00	11.00	13.33	19.00	16.17
最大值	主任医师	500.00	1360.00	229.00	696.33	333.33	799.00	566.17
	副主任医师	500.00	500.00	499.00	499.67	333.33	1000.00	666.67
	主治医师	200.00	299.00	99.00	199.33	106.00	288.00	197.00
	住院医师	50.00	30.00	29.00	36.33	26.67	40.00	33.33
最小值	主任医师	5.00	0.00	10.00	5.00	0.00	1.00	0.50
	副主任医师	0.00	6.00	19.00	8.33	0.00	9.00	4.50
	主治医师	0.00	2.00	19.00	7.00	0.00	9.00	4.50
	住院医师	5.00	9.00	19.00	11.00	13.33	9.00	11.17

表8 北京市、武汉市、成都市三级医院医生线下
问诊收费和互联网诊疗收费比较

单位：元

	北京市	武汉市	成都市	线上图文问诊平均参考价格	线上语音问诊平均参考价格
知名专家	100	75	97	—	—
扣除医保报销后的费用	60	75	97	—	—
主任医师	80	20	15	85	93
扣除医保报销后的费用	40	20	15	85	93
副主任医师	60	13	13	55	74
扣除医保报销后的费用	20	13	13	55	74
主治医师	50	3	11	37	49
扣除医保报销后的费用	10	3	11	55	74
住院医师	50	3	11	18	19
扣除医保报销后的费用	10	3	11	55	74

注：武汉市的知名专家收费参考了武汉市中心医院的价格，成都市的知名专家收费参考了四川大学华西医院的价格。

四　讨论和建议

在价格和医保报销方面均没有优于线下问诊的前提下，互联网诊疗凭借什么优势保持相对的高定价？互联网诊疗应该如何在和线下医院的竞争中获得比较优势？基于以上分析，本报告提出以下建议，供互联网诊疗平台参考。

（一）利用大数据和 AI 技术提供低价高效的问诊辅助服务

本报告选择的 4 个问诊平台在用户接入阶段均采用了大数据技术或 AI 技术，这是目前中国互联网诊疗行业的普遍做法。通过大数据搜索技术和 AI 应答技术，可以高效地对用户的问诊需求进行分类，同时能引导用户对医生的选择。需要区分的是，大数据和 AI 技术的应用不等于直接由 AI 代替医生进行问诊，大数据和 AI 技术在目前的监管要求下更多发挥"导诊"功能[①]。

有报道指出，中国的普通门诊医生半天接诊 70~100 位病人并不少见，能预留给每位患者问诊的时间最多为 5 分钟。对于一些常规疾病，门诊医生一般没有时间和患者过多沟通，只会简单告诉患者诊断结果并开具药方。相比这种线下就诊情境，"AI+医生问诊"具备比较优势。结合对平安健康等平台的案例分析，有效的 AI 问诊辅助服务需要符合以下条件：预留足够的沟通时间；AI 问答设置注重"用户友好"，尤其需要考虑老年人的科技适应问题[②]；价格应该低于线下问诊；能对用户的问题给出较为详细的回答。

（二）提高线上就诊体验

互联网诊疗虽然节约了患者前往医疗机构的交通成本和等待成本，但根据本报告统计分析，目前中国互联网诊疗的价格普遍高于线下医疗机构。互联网诊疗如果要让用户接受其相对较高的定价，应该提供相比线下医疗机构更加符合用户期待的服务体验。结合上文发现，本报告认为目前互联网诊疗服务体验有三个方面的问题有待改进：需要进一步减少用户的候诊时间；需要加强医生对患者的管理跟踪；需要监督医生的回答质量。

微医上三级医院所有职级的医生平均候诊时间在 2 小时左右，多数医生的候诊时间为 1 小时。丁香医生上三级医院所有职级的医生平均候诊时间在 1 小时以上，部分医生的候诊时间超过 2 小时。这个候

[①] 《坚守合规是互联网诊疗行业最可靠的护城河》，财新网，2021 年 11 月 22 日，https：//opinion. caixin. com/2021-11-22/101808388. html。

[②] Hu, L. , et al. , "The Sharing Economy in China's Aging Industry：Applications, Challenges, and Recommendations," *Journal of Medical Internet Research* 7 （2021）.

诊时间对于离三级医院较近的用户并没有太大的优势，但是对于居住地远离三级医院的用户会有一定吸引力。互联网诊疗平台中三级医院医生候诊时间普遍较长的原因在于中国三级医院资源短缺和三级医院医生工作量较大。互联网平台最主要的功能之一在于智能化资源分配，互联网诊疗平台可以通过分析每位三级医院医生的上线时间为用户提供线上预约渠道，减少用户等待三级医院医生回复的时间。同时，互联网诊疗平台在通过 AI 辅助功能了解用户的问诊需求后，可以主动为用户提供不需要候诊太久的三级医院医生，供用户选择，这也是微医和好大夫在线采用的接入服务。另外，平安健康自聘全职互联网诊疗医生的做法也是行业探索的一种减少用户候诊时间的办法。但按照中国医生的传统职业发展路径，三级医院的医生全职从事互联网诊疗工作的意愿可能并不高。

中国线下医疗机构的就诊服务多为一次性服务，患者这次见了一位医生，下次可能见到另一位医生，这种就医流程导致中国医生的患者管理意识和动力较低。互联网诊疗平台可以较好地解决这个问题：通过平台的数据记录和管理系统，互联网诊疗平台可以用较低的成本为医生和用户构建长期的沟通渠道。这是目前中国许多互联网诊疗平台正在发展的一个方向，常见的做法包括提供长期线上家庭医生服务、针对特定疾病提供服务包（如提供糖尿病包年咨询服务）、为医生和用户建立社群管理平台等。因为医生的线下工作较忙，互联网诊疗平台可以为医生配备智能辅助管理系统，减少医生的患者管理工作量。细致的患者管理服务是中国线下医疗机构暂时很难实现的，如果互联网诊疗平台可以充分发挥优势，便能通过患者管理服务获得比较优势。

互联网诊疗平台可以记录医生的问诊情况，这为互联网诊疗平台监督医生的问诊质量提供了基础。受限于中国优质医生资源短缺，患者在线下医疗机构并没有对医生的评价权利。目前，中国大部分互联网诊疗平台给用户提供了对医生的评价渠道，其他用户在选择医生时也可以参考医生的评价打分，这种做法能帮助解决医疗领域的信息不对称问题。鉴于医疗咨询的高度专业性，除了用户的评价，本报告也建议平台主动加强对医生问诊质量的监督。通过聘请专业人士定期检查医生的咨询质量和答复态度，可以督促医生提高问诊质量，也可以修正不具备医学专业评价能力的部分患者的主观评价。

（三）筛选适配用户的"好医生"

医生职级高并不代表这位医生就是适合患者的"好医生"。本报告分析发现，要选择高职级的医生，患者需要承担更高的问诊费用和候诊时间成本。目前中国互联网诊疗平台的发展经验倾向于认为互联网诊疗更加适用于常规疾病的健康咨询和慢性病复诊管理，对于这类健康咨询和疾病管理工作，并不是只有职级高的医生才能胜任。在丁香医生的案例中，主治医师占较高比重。较为年轻的主治医师相比高级别的主任医师可能更有时间、耐心和热情去回复常规疾病的问题；同时，他们比刚执业的住院医师拥有更多的临床经验。互联网诊疗平台可以通过对医生回复质量的考核来筛选出那些职级虽然不高但能为常规疾病的健康咨询提供专业意见的医生，并向用户推荐这些适合他们的医生。这种做法可以提高用户和医生的匹配度，降低用户的花费和等待时间，也能引起患者和医生对医疗咨询质量的重视。

（四）创新互联网诊疗报销方式

中国线下医院的问诊费用不仅比互联网诊疗低，并且大部分医院可以享受国家医保报销政策。根据中国医保部门的相关规定，如果互联网诊疗想申请医保报销，其定价应采用指导价格。因此，希望获得更高市场定价的互联网诊疗平台和医生并不会优先选择医保报销。通过采取和商业保险合作的方式可以较好地解决这个问题，这也是以平安健康为代表的互联网诊疗平台在努力探索的方向。目前主要的合作方式是将互联网诊疗作为商业保险的增值服务，用户购买了保险后可以免费使用指定平台的互联网诊疗服务。中国许多保险公司也在积极和互联网诊疗平台合作，这种合作既能为保险产品的销售增加卖点，也能帮助保险公司获得用户健康数据。但目前这类健康险附带的互联网诊疗服务往往不能给患者较大的医生选择空间，也无法对接患者想要的知名医生资源。本报告认为，互联网诊疗平台需要和商业保险公司进行更多的创新，可以就最为紧缺的知名医生资源开发专门的健康险产品。对于作为商业险增值服务的互联网诊疗服务，也应该给予投保人更大的选择空间，可以通过和更多的互联网诊疗平台合作来解决这个问题。这些创新需要合作各方达到更高的开放程度，在落地时充满挑战。

五　小结

通过选择具有代表性的 4 个平台，本报告分析了中国互联网诊疗平台的收费模式。研究发现，目前中国互联网诊疗平台的收费模式整体相似，差异主要体现在接入服务、候诊时间、具体的问诊规则和收费价格 4 个方面。通过描述统计分析，本报告进一步发现，互联网诊疗平台中三级医院医生占比超过 90%；医生所在医院级别越高、医生职称越高，医生的互联网诊疗收费越高，候诊时间越长；图文问诊价格普遍低于语音问诊价格；平安健康的知名医生和好大夫在线的医生平均收费相比其他平台要高；不同职级医生的互联网诊疗收费普遍高于线下问诊收费。如果互联网诊疗平台要维持比线下医疗机构更高的问诊费用，本报告建议：互联网诊疗平台应

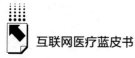

该更加充分地利用大数据和 AI 技术提供低价高效的问诊辅助服务；通过减少用户候诊时间、提供细致的患者管理、监督医生回复质量来提升互联网诊疗的就诊体验；通过大数据技术为用户匹配职级不高但是问诊质量高的医生；通过和商业保险公司合作减轻用户就诊压力。

B.10
医疗健康互联网的属地化发展模式

张立威

摘　要： 医疗健康互联网是一个复杂生态系统，通过数字化技术与医疗健康领域的各个环节融合，提高对患者和消费者服务的质量、效率和满意度。本报告针对医疗健康互联网的全国化模式和属地化模式的方向差异，基于运筹学中最优化理论、博弈论、决策论的分析，论证了属地化模式相较于全国化模式更能适应地方特性和需求的观点，总结了医疗健康服务总产出公式，并通过对协调系数 K 的阐述，论证了属地化模式更加有条件做到效率更高和产出更优。本报告进一步通过对正反案例的简要分析阐述了属地化模式的可行性和全国化模式的局限性，并针对属地化模式的搭建提出了包括建立统一的属地化患者健康档案系统、建立属地化服务分发平台等关键方法和对策建议。通过评估和预测，本报告希望能够为医疗健康行业的相关从业者、政策制定者和投资者提供有价值的信息，以推动战略决策和规划，促进行业的可持续发展和创新。

关键词： 医疗健康互联网　产业数字化　属地化模式

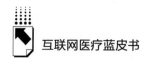

一　引言

医疗健康互联网是一个涵盖广泛服务和工具的复杂生态系统，这些服务和工具通过网络技术融入医疗健康领域的各个环节，以提高效率、质量和满意度。它不仅包括在线医疗咨询、远程诊疗、电子健康记录等直接医疗服务，还包括医药电商、在线健康管理、互联网养老等延伸服务。

全国化模式试图在全国范围内提供一致性和标准化的服务，利用大规模的统一平台实现效率提升。然而，医疗健康的需求在各地区之间存在巨大的差异，社会经济条件、地理环境、文化习俗、政策环境、医疗资源分布等都造成了差异化的需求。在这种情况下，全国化模式可能无法满足所有地区和群体的特定需求。

属地化模式相比全国化模式更注重对地方特性和需求的考虑，提供定制化和优化的服务。这可能涉及本地化的服务调整，如在资源、政策、法规等方面的适配，根据本地的医疗资源和网络状况进行服务优化，以及根据不同的群体特征和需求提供个性化的服务。

在中国，由于地域广阔，经济社会发展水平、文化背景以及医疗资源的分布都存在巨大差异，属地化模式显得尤为重要。例如，在中国，医保政策的制定和实施主要在省级，各省的医保政策和支付标准存在很大差异；地区之间医疗资源分布的差异进一步凸显了属地化模式的重要性；医药电商平台需要根据地方用药习惯进行商品分类和推荐；互联网养老服务需要针对不同地区的老年人口结构、生活习惯和健康状况进行服务定制。

因此，在未来，为了实现多维医疗健康资源的系统性协同，医疗健康互联网的发展将以属地化为主，这是本报告的主旨。本报告将深入分析这一趋势，提供实证案例，并就如何实现医疗健康互联网的属地化发展提出对策建议。

二　医疗健康互联网属地化的重要性和多重性

医疗健康互联网的属地化是至关重要的，尤其是在中国这样一个地域广阔、地区文化经济差异较大的国家。属地化模式能更好地应对和满足地方特定的挑战和需求。

一是各地病种分布差异。中国各地病种分布差异明显。例如，南北方寒暑干湿差异很大，让疾病发病情况有了明显的时效、广度、深度差异；此外，不同地区有不同的地域性疾病，也拉大了各地的需求差异，如西南地区的慢性阻塞性肺疾病患病率较高[1]，而部分沿海地区的胃癌发病率更高[2]。因此，医疗健康互联网需要根据各地区的特定病种特点提供有针对性的医疗健康服务。

二是患者特性。不同地区的患者具有不同的特性。例如，城市地区的患者可能更愿意使用电子支付和线上预约服务，而农村地区的患者可能更偏爱线下支付和直接前往医院就诊。医疗健康互联网的属地化模式可以根据患者的这些特性提供更个性化、贴近用户需求的服务。

三是医疗资源。中国的医疗资源分布不均，大量医疗资源集中在城市地区，而农村地区的医疗资源相对缺乏；在不同城市之间，医疗资源的分布差异也较大，且这种分布差异造成的资源错配形态也不标

---

[1]　C. Wang, et al. , "Prevalence and Risk Factors of Chronic Obstructive Pulmonary Disease in China（the China Pulmonary Health［CPH］study）: A National Cross-sectional Study," *The Lancet* 391（2018）: 1706–1717；《2021 年四川省人群健康状况及重点疾病报告》，四川省疾病预防控制中心、四川省妇幼保健院、四川省肿瘤医院、四川省卫生健康信息中心、四川省精神医学中心联合发布。

[2]　邹文斌、杨帆、李兆申：《中国胃癌诊治关键在于提高早期诊断率》，《浙江大学学报》（医学版）2015 年第 1 期。

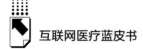
准，希望用一套体系实现资源跨越的意图虽好，却并不能奏效。

四是医保政策和药品政策。各地的医保政策和药品政策各不相同，影响着医疗服务的支付方式和药品的选择，虽然医保服务渠道不断打通、跨地区支付结算不断拓展，但短期内依然是各地分头管理，各有各的政策。

五是医共体、医联体建设情况。在解决医疗资源的分配问题上，医联体和医共体起到了积极的作用，然而不同地区的建设方式和管理模式不同，因此如果将互联网看作改进革新、提高效率的辅助工具，那么定制化需求是非常多的，这也在过去几年的实践中得到了体现。

六是数据积累情况。数据的差异构成了属地化的基石，各地医疗医药数据存在差异的原因可以被归结为多个方面。首先，不同地区的医疗系统和机构采用不同的数据收集和记录方式，如电子健康记录系统或纸质记录，导致数据的格式和内容差异。其次，医疗数据标准和定义的不同导致数据差异，如 DRG 等标准力图缩小的疾病分类、诊断标准和药物命名的差异。再次，医疗实践差异如诊断和治疗方法、用药习惯、手术技术等的差异，也会导致数据差异。最后，数据保护和隐私规定的差异限制了数据的共享和使用，因此即使数据相似，也可能无法在不同地区进行交流和比较。数据的差异构成了属地化的限制性条件，也更符合将复杂问题分而治之的运营逻辑。

总的来说，医疗健康互联网的属地化模式能够更好地适应和应对地方特定的需求和挑战，从而提供更加有效、个性化和贴近用户需求的医疗健康服务，有利于医疗健康互联网的可持续发展。

然而，医疗健康互联网的属地化不能“一刀切”。在医疗保健行业中，诊断、手术、医药、康复服务、养老、补充保健等都是重要的组成部分，不同板块的发展方式、标准化水平、管理方式、数据积累模式不同，因此它们的属地化水平也有所不同，根据其自身特性和服务的特性，有些需要高度的属地化，而有些则可以接受较低的属地化。

一是诊断。诊断通常需要较高的属地化水平。因为诊断的过程往往依赖当地的医疗设施、医生的专业水平，并与当地的疾病流行趋势相关。此外，对疾病的诊断往往需要考虑患者的生活习惯、饮食和文化背景等因素，这些因素都与地域紧密相关。当然，并不是所有的诊断都需要在线下进行，常见病的复诊就可以很好地在线上完成，这些可以在线上完成的常见病诊疗成为突破属地化的门类。比如，常见的皮肤科病症存在一定程度的非属地化的治疗方式。通过患者提供的照片和详细症状描述，医生可以初步了解病情并提供咨询和建议。远程通信技术的发展和医学临床指南的支持使得医生能够通过视频会诊、电话咨询或在线聊天等方式，为患者提供初步诊断和治疗建议。然而，严重或复杂的皮肤病仍需要面对面的就诊和实体检查，因此在线看诊适用范围有限，建议在需要时就近就医并接受面诊。与之对应的是，一些需要仪器设备检查检验才能完成的诊断，受制于空间活动范围、彼此间难以直接互认的标准差异等原因，也成为属地化的限制性条件。

二是手术。手术也需要较高的属地化水平，因为它需要专业的医疗设备和专业的医生团队。手术的成功率、安全性以及患者的恢复情况往往受到医疗设施、医生的技术水平以及患者的身体状况等因素的影响。

三是医药。医药的属地化水平可能会因为线上线下、处方非处方的不同而有所不同。对于处方药品，由于需要医生的处方，且受限于各地的医保政策和医院的额度，可能需要较高的属地化水平。而对于非处方药品，特别是可以在线购买的非处方药品，可能可以接受较低的属地化水平。此外，医药的属地化水平也会受到各地的药品监管政策、药品配送和储存条件等因素的影响。

四是康复服务。康复服务通常需要一定的属地化水平，因为它需要医护人员的现场服务。但是，随着远程医疗和数字化医疗服务的发

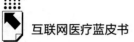

展，康复服务的属地化水平可能会有所降低。康复服务目前还处于发展阶段，但随着人口老龄化程度不断加深，其未来必然会成为医疗健康的重要组成部分。

五是养老。养老服务通常需要高度的属地化，因为它不仅需要医护人员的现场服务，还需要考虑老年人的生活习惯、文化背景和社交需求。与康复服务一样，随着"银发经济"的壮大，立体式、多梯队的养老服务也越发重要，并提高了属地化的需求。

六是补充保健。补充保健的属地化水平可能较低，因为很多补充保健品可以在线购买，且其使用不受地域限制。然而，相较于补充保健品，保健的服务市场，包括广义的体检、健身、理疗甚至医美等需求，都有较强的属地化属性，并会与属地医药医疗的主体市场相互连接、彼此促进。

综上，具体的属地化水平可能会受到许多因素的影响，包括但不限于当地的医疗保健政策、医疗资源、医疗技术以及消费者的需求和习惯等，所以属地化水平会有所差异。下一部分，本报告将针对以上属地化的条件和差异，探讨医疗健康互联网属地化趋势的理论基础。

三 医疗健康互联网属地化趋势的理论基础

本质上，医疗健康服务是针对医疗或保健需求而进行的一系列资源的配置和整合，比如：看病是医生的判断过程；检验是化学、物理设备的使用过程；药房和药店是药品的储存空间，药品通过信息系统、物流系统、资金交互转到患者手上；住院手术是一系列针对病症的操作在医院特定时空里的展开。有鉴于此，医疗健康服务的质量和效率问题可以被归入运筹学范畴并进行优化。因此，从运筹学的角度出发，医疗健康服务的发展趋势直观上是属地化的。

首先，从最优化理论的角度来看，属地化是实现效率最大化的必然选择。在医疗健康互联网领域，每个地方都有特定的医疗需求和资源供给，这使得医疗服务的供需关系具有显著的地域性。如果忽视这种地域性，仅仅依赖全国化模式进行服务供给，很可能无法最优地匹配地方需求和资源供给，从而降低整体效率。而属地化模式则可以根据地方特定的医疗需求和资源供给，进行有针对性的服务供给和资源配置，从而最大限度地提高效率。

其次，从博弈论的角度来看，属地化是实现稳定性和可持续性的必要条件。在医疗健康互联网领域，医疗服务的提供者、使用者和管理者构成了一个复杂的博弈系统，他们的行为和决策都会影响系统的稳定性和可持续性。如果采用全国化模式，可能会忽视地方特定的利益关系和决策机制，导致系统的不稳定和不可持续。而属地化模式则可以根据地方特定的利益关系和决策机制，进行有针对性的政策制定和服务提供，从而实现系统的稳定性和可持续性。

最后，从决策论的角度来看，属地化是实现适应性和灵活性的关键。在医疗健康互联网领域，由于医疗需求和环境条件的复杂性和变动性，只有决策者有足够的适应性和灵活性，才能有效地应对各种挑战和变化。跨区域甚至全国化模式由于尺度较大，决策的灵活性和适应性可能较差。而属地化模式则可以更好地适应和应对地方特定的变化和挑战，提高决策的效果。

互联网技术从一开始就是为了跨越鸿沟、突破地理局限而存在的，这也是产业互联网的创新之处，那么叠加了互联网技术的医疗健康互联网的发展趋势是否也是属地化呢？在进行具体运筹逻辑的探讨之前，有两个关于互联网的重要概念需要明晰，即线上与线下。

在过去，人们通常将商业活动分为两个主要领域：线上和线下。线上指的是通过互联网和数字平台进行的交流、交易和互动，而线下指的是在实体空间进行的面对面活动。然而，随着科技的迅速发展和普及，这种线上和线下的区分正在变得模糊和过时。

首先，现代科技已经使得线下场景能够积累大量的信息和数据。传感器技术、物联网和智能设备的普及使得人们能够在线下场景中捕捉和记录各种数据，如医院和药店中的诊疗行为、消费行为、位置信息、用户偏好等。这些数据可以传输到云端进行分析和利用，使得线下场景能够实现信息化和数据驱动决策。

其次，线上和线下的融合也推动了商业活动的整合和创新。许多传统线下实体如医院开始通过建立线上渠道来扩展业务，并与线下实体服务相结合。同样，许多线上企业也开始在线下建立实体店面，以提供更全面的消费体验。这种融合带来了更丰富的服务选择和交互方式，患者和消费者可以根据自己的需求和偏好选择在线上或线下进行购买和交流。

此外，移动技术的普及也促进了线上和线下的融合。通过智能手机和移动应用程序，患者和消费者可以在任何时间和地点进行线上选择、线下导航、在线支付等活动。移动技术使得线上和线下之间的切换变得更加无缝和便捷，消除了传统意义上的线上和线下的界限。

因此，随着信息技术的进步和商业模式的演变，线上和线下的概念区分逐渐变得模糊，如果狭隘地把互联网理解成一种独立于线下实体服务的方式，是无法理解其本质意义的。相反，现在的互联网，尤其是深入垂直产业的产业互联网，只有综合考虑各种如医院、药店、医保、服务中心等"节点"的资源情况、运作模式、信息化水平、数据标准化情况，以及彼此之间互联的综合决策能力，才能系统性地理解包括医疗健康互联网在内的产业互联网的发展特性。简单来说，就是要考虑两个维度的问题，即实质服务能力和数字化水平。实质服务能力和数字化水平对医疗健康服务体系的影响如图1所示。

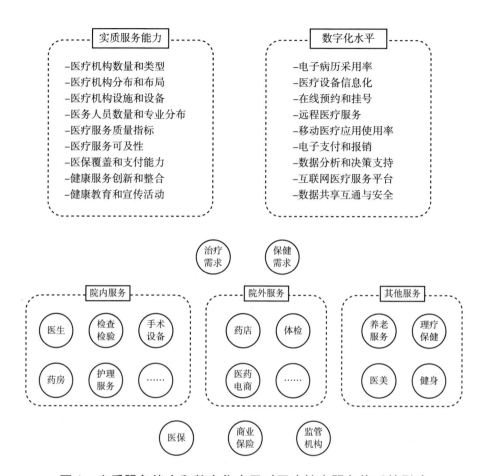

图1 实质服务能力和数字化水平对医疗健康服务体系的影响

以简化的医疗健康服务体系为分析对象，暂时仅考虑患者或消费者和其服务提供者的市场关系，不涵盖各个服务商对应的供应链体系，这将进一步增强体系的复杂性。虽然不涵盖，但值得注意的是，各个服务商对应的供应链体系，如医药的分销渠道、入院药品的招投标管理等，也都有浓厚的属地化色彩。那么，几个显而易见的结论如下。第一，在其他条件不变的情况下，每个节点的质量越高，整体服务就越好。第二，如果在体系中，某个节点过差，与其他体系的服务水平不匹配，就会造成"木桶效应"。第三，如果涉及的节点越少，

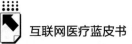

那么服务就越简单，出问题的概率也会越低；反之，如果涉及节点越多，就越容易出问题。第四，作为上个结论的延伸，如果进行跨体系服务，那么势必会进一步提高服务系统的复杂度，在其他条件不变的情况下，服务效率大概率会变低，如异地诊断误诊、异地物流费用更高、异地报销困难等。第五，如果存在信息化程度高、数据标准化程度高、合作透明度高的合作方式，该合作方式将降低节点间交互的错误率，从而提高整体的系统服务效率。

由上可知，一个医药健康服务市场的整体服务产出水平可以通过以下公式计算：

$$O = K \times \sum (W_i \times Q_i)$$

其中，O 是整体服务产出水平，它反映了市场上所有服务提供商提供的服务总量。W_i 是服务提供商 i 的权重，表示该服务提供商在整体市场中的重要性或占比。不同的服务提供商可能会有不同的权重，这取决于他们的市场份额、影响力等因素。Q_i 是服务提供商 i 提供的服务质量，这可能会根据技能、经验、资源等因素有所不同。$\sum (W_i \times Q_i)$ 是所有服务提供商的加权服务质量和，表示市场上所有服务提供商提供的总体服务质量。K 是一个协调系数，表示服务提供商之间的协调性。如果服务提供商能够更好地协同工作，那么协调系数会更高，从而提高整体服务产出水平。所以，这个公式的含义是：整体服务产出水平取决于每个服务提供商的加权服务质量和，以及服务提供商之间的协调程度。如果服务提供商的服务质量更高，他们的权重更大，或者他们之间的协调性更强，那么整体服务产出水平就会更高。

显然，要想让医疗健康服务市场的整体服务产出水平更高，一方面要增加服务提供商并提高服务质量，如医疗资源的开发，从而提高服务水平，这是服务的根本；另一方面要提高协调系数以及产出的效率。

互联网技术，或者更广义的数字化水平的意义就在这个协调系数 K 上，如果数字化水平越高，计算能力越强，协调口径越标准，那么协同效应就越好，整体产出就越多，这也证明了数字化对产业提质增效的重要作用。所以，数字化水平高的医疗健康互联网体系的整体服务能力更高，这是必然的。

然而，是通过互联网数字化技术来全局性协调资源，还是本地化协调资源，这是判断互联网技术在属地化趋势上的正反效应的关键。从理论角度出发，在一个系统中，不同节点之间的协调程度受到多个因素的影响。以下是一些可能影响协调程度的因素。

一是目标和愿景。节点之间的协调往往受到共同的目标和愿景的影响。如果系统中的节点都明确了共同的目标，并且彼此之间的愿景一致，那么他们更容易协调行动以实现这些目标。

二是通信和信息共享。节点之间有效的通信和信息共享是协调的关键。如果节点能够及时、清晰地交流信息，分享关键的数据，那么它们可以更好地了解彼此的需求、挑战和进展，从而更好地协调行动。

三是角色和责任。每个节点在系统中扮演不同的角色，这也会影响协调的好坏。如果每个节点明确了自己的角色和责任，并且彼此之间的角色可以互补，那么它们可以更好地协调行动以发挥各自的优势。

四是互信和合作。协调需要建立在互信和合作的基础之上。节点之间的互信程度和合作意愿会直接影响协调的效果。如果节点之间存在互信，并且愿意相互合作，它们可以更好地协调行动并共同应对挑战。

五是资源和限制。节点之间的协调也受到资源和限制的影响。如果系统中的资源分配不均衡或者存在一些限制条件，那么节点之间的

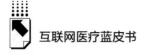

协调可能会受到阻碍。在协调行动时，需要考虑资源的分配和限制条件，并寻找均衡点。

六是领导和管理。良好的领导和有效的管理对节点之间的协调起到重要作用。系统中的领导者应该能够提供明确的方向和支持，并且具备激励和协调节点的能力。

显然，从协同体系的建设投资回报率（ROI）的角度出发，属地化数字化体系的建设和属地化互联网能力的协同是更加具备条件的。相反，跨区服务、跨区协调，从服务层到监管层都有着显著增多的障碍，因此不是明智之举。

综上，从理论层面出发，对于现阶段的医疗健康资源配置和互联网数字化体系的建设，本着有效果、有效率的原则分析，属地化建设是最大化服务产能、最优化服务体验的必经之路。当然，这不意味着区域封闭、自说自话，跨区域的互助、特殊案例的共享也是必不可少的。从大局出发，医疗健康互联网建设应采用以属地化为主、跨区域为辅的模式。

四　属地化医疗健康互联网的实践

医疗健康互联网属地化的例子并不是非黑即白的，目前各方有识之士也在进行探索，分析也仅代表一家之言。下面笔者将从属地化建设的实践、跨区建设的实践以及跨区建设的局限性三个角度进行探讨。

首先，属地化建设的实践可以从以医联体、医共体建设为基础的数字化入手。医联体、医共体是一种以患者为中心的医疗服务模式，通过整合医疗资源和信息化技术，提供连续、协同的医疗服务。各地建设的医联体、医共体层出不穷，如武汉、杭州、绍兴、黄冈等地，都有卓越尝试。总体而言，医联体、医共体力图打破单个医疗机构的局限，将总医院下属各医院的临床学科纵向组合成学科组，对学科组医护人员、设施设备等资源进行优化整合，通过 HRP、学科系统、临床路径、远程会诊等信息系统的支撑，建立大学科医疗服务机制。大学科医疗服务机制实行"一号通行、一站结算"以及预留转诊床位等措施，有效地方便了群众看病就医。大学科医疗服务机制在线上实行远程诊断，集中制定诊疗方案，实现各级医疗机构所提供医疗服务的同质化和检查检验结果互认。在线下，除专家轮诊外，基层医院还配备有主治医师，在服务基层百姓的同时帮助提升当地医疗质量。通过线上线下相结合，引导群众首诊在基层、尽量留基层、康复回基层，降低群众就医成本。医联体、医共体的模式本身是"实质性医疗资源"的有效链接和协调，互联网数字化技术起到了辅助加持作用。

其次，跨区的互联网实践也在过去几年，尤其是疫情期间得到了广泛的认知和检验。比如，互联网技术的迅猛发展正在对医疗行业产生深远的影响。其中，互联网医疗平台的兴起为患者提供了更加便捷和高效的就诊方式。例如，患者现在可以通过微医等平台进行跨地区医院挂号，从而避免了传统线下挂号的烦琐流程和时间浪费。这使得患者可以随时随地进行预约，无须亲自前往医院排队等候，节省了时间和精力。

互联网医院的发展更进一步满足了患者的一部分就医需求。通过如好大夫等在线平台，患者可以方便地进行远程诊疗，尤其是一些常见病或者可以通过互联网技术有效诊断的疾病，如常见皮肤病等，患者可以通过在线咨询医生、上传病历和照片等方式，得到专业医生的远程诊断和治疗建议。这样一来，患者不仅省去了就医的路费和住宿费用，还避免了因为看病而耽误工作和学习的困扰。同时，互联网医院的发展也有效减轻了线下医院就诊压力，提高了医疗资源的利用效率。

另外，互联网医药电商也为患者带来了便利。通过如 1 药网、京东健康等的互联网医药电商平台，患者可以方便地购买非处方药和保健品。相比传统的药店购药方式，互联网医药电商具有更多的商品种类和更大的库存量，患者可以更加方便地找到需要的药品，并且可以享受在线下单和配送服务，避免了亲自前往药店的麻烦。这对于一些慢性病患者或者生活节奏较快的人们来说，大大提高了药品的获取便利性，节约了他们宝贵的时间和精力。

然而，跨区建设也存在较大局限和挑战，一个典型的案例就是很多之前如雨后春笋般出现的互联网医院渐渐消失。互联网医院被看作医疗健康互联网的重要标签之一，曾一度呈"爆发式"增长态势。尽管互联网医院的发展给医疗行业带来了许多便利和创新，但这些全国性的互联网医院面临一系列问题，导致它们最终失败，主要包括以下几方面。

一是法律法规和监管限制。互联网医院的发展需要法律法规和监管政策的支持和指导。然而，在一些国家或地区，法律法规对互联网医院的运营存在限制或模糊之处。监管机构对互联网医疗的监管不完善，缺乏明确的政策指导，这给互联网医院的运营和发展带来了不确定性和风险。

二是医患关系和责任问题。在互联网医疗模式中，患者与医生之间的沟通和信任是至关重要的。然而，互联网医院通常采用在线咨询和远程诊疗的形式，患者与医生之间的面对面交流和互动较少，容易导致医患之间的沟通不畅、信任不足。此外，互联网医院还存在医疗责任问题，一旦出现医疗事故或纠纷，责任的界定和追究变得更加困难。

三是用户认可和习惯问题。互联网医院需要得到广大患者的认可，但由于传统医疗观念的影响和习惯的束缚，一些患者对互联网医院持怀疑态度或不太习惯在线就诊的方式。虽然疫情期间患者对互联网医院的认可度大幅提高，但是对于众多的全国性互联网医院来说，它们仍缺乏充分的品牌认知和客户获取能力。

四是商业模式和盈利能力。互联网医院需要具备可持续的商业模式和盈利能力，以确保长期发展。然而，在互联网医疗领域，由于价格竞争和医保政策的限制，加上运营无法迅速实现有效的规模化，一些互联网医院难以实现盈利，这导致它们面临资金压力和可持续发展的挑战。

反观那些依托线下医院、作为医院本身对外服务窗口升级的互联网医院服务，则伴随医院的成长持续发展。同时，部分地区鼓励线下医院开展互联网服务，这背后的逻辑值得深思。

五 未来愿景与展望

属地化模式是一种将医疗健康互联网服务与地方实际情况相结合的模式，旨在提升服务质量、提高效率、降低成本并改善患者的医疗体验。如果能有效地实现医疗健康互联网建设的属地化，将对产业产生如下影响。

（一）对医疗健康行业的影响

1.增强协同合作

属地化模式将促进医疗机构、互联网平台和其他相关服务提供者之间的协同合作。患者信息中心作为一个综合性平台，可以整合和分发患者的医疗需求和信息，使各方能够更好地协同工作，提供更高效和一体化的医疗服务。

2.促进医疗资源配置优化

通过属地化平台，可以更精确地了解各地区的医疗资源情况，包括医生、医疗设备和床位等。这有助于优化医疗资源配置，提高利用效率，减少资源浪费，并使患者能够更及时地获得适宜的医疗服务。

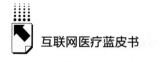

（二）对患者的影响

1. 提升医疗服务体验

属地化模式将患者信息中心置于本地，使患者可以更方便地接入医疗服务。患者可以通过属地化平台快速预约挂号、咨询医生、查看检查报告等，提升了就医的便捷性和效率，减少了等待时间和烦琐的环节，提升了医疗服务的体验。

2. 个性化医疗服务

通过属地化平台，患者信息中心可以了解患者的个人健康需求和医疗史，从而为患者提供更加个性化的医疗服务和健康管理建议。这使得医疗服务更加有针对性且更精准，提高了治疗效果和满意度。

（三）对医务人员的影响

1. 提高工作效率

属地化模式通过整合患者信息和服务需求，为医务人员提供了更清晰的工作任务和指导。医务人员可以更好地了解患者的情况和需求，提前做好准备，提高工作效率和医疗质量。

2. 促进知识共享和协同学习

患者信息中心作为一个集合多个医疗机构和医务人员的平台，可以促进医疗知识的共享和协同学习。医务人员可以在平台上交流经验、分享病例，提高专业水平，推动医疗技术的发展和创新。

（四）对医药供应链的影响

1. 提升供应链效率

属地化模式可以通过患者信息中心和属地化平台，实现医药供应链的信息共享和协同管理。医疗机构、药品生产商和药店等环节可以更好地协同工作，优化供应链流程，减少中间环节，提高供应链的效率和响应速度。

2.优化库存管理

通过属地化平台的信息共享，可以实时了解各地区的药品需求和库存情况，减少库存积压和药品浪费。这有助于优化药品的采购计划和库存管理，提高库存周转率和成本效益。

（五）对药房药店的影响

1.拓展药房药店服务范围

属地化模式将患者信息中心置于本地，药房药店可以与患者信息中心合作，提供更加综合和个性化的服务。例如，药房药店可以提供药物咨询、健康管理、慢性病管理等服务，与患者信息中心共同为患者提供全方位的医药健康服务。

2.提供在线药店服务

属地化模式可以促进线下药店向在线药店转型。药店可以通过属地化平台提供在线药品订购和配送服务，使患者可以方便地通过互联网购买药品。这将提高药店的业务范围和便捷性，满足患者的需求，并促进药店行业的创新和发展。

（六）对养老服务的影响

1.提供个性化养老服务

属地化模式通过患者信息中心和属地化平台，可以更好地了解老年人的养老需求和健康状况。基于这些信息，可以提供个性化的养老服务，包括定制化的健康管理方案、社交活动、居家护理等，满足老年人多样化的需求。

2.促进社区养老发展

属地化模式将养老服务与地方社区相结合，通过患者信息中心将养老服务资源分发到社区中。这有助于增强社区的养老服务能力，提

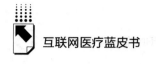
高养老机构和社区养老设施的利用率，为老年人提供更加便利的养老服务。

（七）对社会的影响

1. 提升医疗资源利用效率

通过属地化发展模式，医疗资源得到更加合理和有效的配置，减少了资源浪费，提高了利用效率。这有助于缓解医疗资源紧张和不均衡的问题，提高全民的医疗保障水平。

2. 降低医疗成本

属地化发展模式可以通过优化医疗资源配置、提高工作效率等方式降低医疗成本。这对于患者来说意味着更加合理的医疗费用和医疗保健的可及性，对于社会来说也有利于医疗成本的控制。

在未来属地化模式的搭建中，至关重要的就是患者本身的数据沉淀，以及患者数据的有效统管、打通和服务分发。一套属地化的医疗健康服务体系需要以患者健康档案为核心，并抓住以下关键点。

1. 患者健康档案系统

建立统一的患者健康档案系统，整合患者的基本信息、病历记录、诊断结果、药物处方等医疗数据，通过标准化的数据格式和协议，实现跨节点的数据沉淀和共享，确保患者数据的完整性和安全性。

2. 属地化平台建设

建立一个属地化平台，作为医疗健康服务的中心枢纽，集成医疗机构、药店、社区健康中心等各个节点的资源和服务。平台可以提供患者注册、数据上传、服务预约、医生咨询、药品购买等功能，根据患者或消费者的实际需求进行个性化的服务分发。

3. 数据管理与安全

建立完善的数据管理和隐私保护机制，确保患者数据的安全性和隐私性。引入数据标准化和数据互通技术，实现不同节点间数据的打通和交互，以便医务人员可以快速获取患者的历史记录和诊断结果。

4. 社会资源整合

属地化平台可以整合社会资源，包括医疗机构、药店、康复机构、社区健康中心、保险机构等，以提供全面的医疗健康服务。通过属地化平台，患者可以根据自身需求进行资源的搜索和选择，获得最适合自己的服务。

5. 互动和个性化服务

属地化平台可以通过智能推荐算法和个性化健康管理模块，为患者提供定制化的健康咨询、康复训练、营养指导等服务。属地化平台还可以支持在线医生咨询、预约挂号、健康监测等功能，加强患者与医务人员之间的互动和沟通。

通过上述设计，属地化的医疗健康服务体系可以更好地利用社会资源，打通各个节点的数据，实现服务的有机互动。患者通过属地化平台可以方便地管理自己的健康档案，预约适宜的医疗服务，并根据个人需求获得个性化的健康管理和康复指导。同时，医务人员能够更全面地了解患者的病历和健康状况，提供更准确和个性化的医疗服务。整个社会也能够充分利用资源，提高医疗服务的质量和效率。

同时，体系设计兼顾属地化体系内服务质量的不足，寻求外部支持和合作，实现以属地化为基础的全方位、体系化、开放式、灵活性的医疗健康互联网服务体系的搭建。

六　结语

属地化的医疗健康互联网建设和全国化、全局化的医疗健康服务体系建设并不是矛盾的，而是相辅相成的。人们在理想状态下希望建

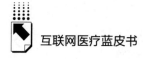

立一个覆盖全国范围的统一医疗健康服务体系，并且做到资源丰富、资源均衡，在现有的条件下，属地化的医疗健康互联网建设是实现这一目标的最容易见效的方式和路径。

属地化的医疗健康互联网建设将患者放在核心位置，通过建立患者健康档案和属地化平台，实现患者数据的沉淀、有效统管和服务分发。这种模式可以更好地满足患者的个性化需求，提供定制化的医疗服务，并优化资源配置，提高效率和服务质量。

然而，这并不是将医疗健康服务局限在一个局部范围，而是希望通过属地化的医疗健康互联网建设逐步推进全国化、全局化的医疗健康服务体系建设。在属地化的基础上，可以通过数据的共享和互通，在必要的范围内逐渐建立跨区域、跨机构的合作网络，实现医疗资源的整合和优化。这样，患者可以在全国范围内享受更广泛、更高质量的医疗健康服务，医务人员也可以在更大的范围内分享经验和合作，提升整体的医疗水平。

在医疗健康领域，理论与实践密不可分。希望属地化的医疗健康互联网建设能提供一个切实可行的路径，可以从小范围的实践开始，逐步推广和完善。通过不断的探索和实践，可以积累经验、改进机制，最终实现全国范围的医疗健康服务体系建设。

在未来，期待通过属地化的医疗健康互联网建设，不断拓展医疗健康互联网的边界，建立一个高效、协同和全面覆盖的医疗健康服务体系，让每个患者都能够享受优质的医疗健康服务，同时促进社会的不断发展。

参考文献

［1］熊先军：《医保评论》，化学工业出版社，2016。

［2］尹红燕等：《安徽省医共体模式的探索和实践》，《中国卫生政策研究》2017 年第 7 期。

［3］卢长伟：《基于医疗数据中心的区域医疗协同模式研究》，博士学位论文，第三军医大学，2017。

［4］周红娣等：《区域化"互联网+护理服务"模式的构建与实践》，《中国护理管理》2020 年第 9 期。

［5］郁建兴、涂怡欣、吴超：《探索整合型医疗卫生服务体系的中国方案——基于安徽、山西与浙江县域医共体的调查》，《治理研究》2020 年第 1 期。

［6］芦炜、梁鸿：《如何构建医疗联合体：组织模式、利益机制和服务内容》，《中国卫生政策研究》2013 年第 12 期。

［7］江蒙喜：《县域医共体改革发展效果的评价指标体系构建——基于浙江省德清县的案例研究》，《卫生经济研究》2018 年第 12 期。

［8］申丽君等：《县域医共体模式的探索与实践——以安徽省天长市为例》，《卫生经济研究》2018 年第 12 期。

B.11
互联网医院对城镇居民就医机构
选择的影响研究

沈兴熙

摘　要： 分级诊疗是中国优化医疗资源配置的关键举措，但由于现
实问题，我国医疗领域仍然呈现医疗资源供给和诊疗需求
落地错位的"倒三角"结构。考虑互联网医院等新型就
诊模式的出现有望为分级诊疗提供新路径，本报告构建了
理论模型，分析互联网医院与居民就医机构选择之间的关
系。实证结果表明：互联网医院的出现能够显著提升患者
对自身健康状况的了解程度，而且在互联网医院出现后，
居民前往高等级医院就诊的概率下降了 5.3 个百分点左
右。此外，该影响存在明显的异质性，即对慢病人群及
60 岁以下人群影响更大。因此，为更好地发挥互联网医
院在分级诊疗过程中的作用，本报告从政府端及医院端提
出了一些对策建议：政府部门需要通过加强准入管理、消
除监管模糊边界、规范复诊要求、优化跨院信息传递及打
通医保支付壁垒等方式完善互联网医院政策体系建设；医
院则需要加速业务创新改革，通过加强慢病人群教育、提
供老年人便捷服务等方式扩大人群覆盖面，进一步实现优
质医疗资源下沉。

关键词： 互联网医院　就医机构选择　分级诊疗

一 引言与文献回顾

（一）引言

长期以来，我国社会资源呈现总量丰富、人均不足的特点，且在医疗领域尤为明显。2009 年，中共中央、国务院发布了《关于深化医药卫生体制改革的意见》，明确提出逐步建立分级诊疗和双向转诊制度，为群众提供便捷、低成本的基本医疗卫生服务，切实解决"看病难、看病贵"的问题。首次提出的分级诊疗是新医改的关键举措，其核心在于明确高等级医院及基层医疗机构的责任，通过建立合理有效的分工机制，引导一般医疗需求下沉到基层，实现医疗资源的合理、高效配置。2015 年，国务院办公厅发布《关于推进分级诊疗制度建设的指导意见》，进一步确立了分级诊疗的政策框架，强化了对基层医疗机构的支持。2021 年，分级诊疗被纳入新医改重点任务，意味着国家对优质医疗资源均衡布局提出了更为具体的要求。

从现实情况来看，我国分级诊疗体系建设仍然面临供需两端受阻、体系建设速度较为缓慢、实际成果并不清晰等问题。从需求端来看，我国人口结构及生活习惯变化导致居民疾病谱呈现结构性改变，糖尿病、高血压等慢性疾病逐渐成为主流疾病，而且随着个人健康意识的增强以及医保覆盖范围的扩大，居民对医疗服务的利用率持续提高，就医需求逐渐释放。此外，个人可支配收入的持续增长、医疗服务价格的逐渐走低，使人们对于高质量医疗服务的需求日益旺盛。但从供给端来看，由于基层医疗机构获得的财政补贴较少，医生职称晋升难度较大，加之医疗设备配置相对较差、医师个人能力参差不齐，

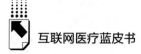

导致诊疗水平明显低于高等级医院①，难以满足居民的高质量就医需求。

因此，患者无论疾病严重与否，都会涌向医疗成本更为高昂的高等级医院就诊，进而形成医疗资源供给和诊疗需求落地错位的"倒三角"结构：基层医疗机构数量多，但是门可罗雀；高等级医院数量少，但虹吸效应明显，人满为患、一床难求，大大降低了医疗资源的使用效率。值得注意的是，常见病、慢性病占据了三级医院的有限资源，超过60%的三级医院患者可以分流至低等级医院或者基层医疗机构。

互联网医院是数字健康服务模式下医院创新的关键举措，主要指以实体医院为依托，以复诊和常规咨询为主要业务，集问诊、处方开具、支付及药物配送于一体的"一站式"服务平台，诊疗范围以部分常见病和慢性病复诊为主，而且严禁首诊。从理论上而言，互联网医院一方面能通过在线诊疗让居民以更低的成本清晰了解身体状况，进而优化居民就医机构选择模型，实现分级诊疗端口的前移；另一方面可以通过线上随访、复诊满足慢病患者处方续方需求，进而引导血压监测等基础检查下沉至基层医疗机构，充分利用医疗资源，另辟蹊径缓解居民"看病难、看病贵"的压力。但互联网医院出现时间较短，其实际影响仍有待考证，因此，本报告致力于探讨互联网医院的出现对城镇居民就医机构选择的净效应。

（二）文献回顾

1. 就医机构选择文献研究

从国内外以往研究来看，影响居民就医机构选择的因素主要有5类。

---

① 在本报告中，基层医疗机构包括"社区卫生服务中心/乡镇卫生院"、"社区卫生服务站/村卫生室"及"诊所"，高等级医院指的是"综合医院"和"专科医院"。

一是个人基本情况，主要包括性别、年龄、地区等社会人口学特征，其中 Hertz 发现坦桑尼亚北部地区的女性居民更不愿意前往医院就医，而鲍婷发现国内患病的女性及时前往医院就医的比例高于男性。

二是医保情况，Adu 通过研究糖尿病及高血压人群发现，相比没有保险的人群，拥有相关保险的人群会更倾向于前往正规的医疗机构就诊。相比报销水平更高的城镇职工医保，城乡居民医保的参保者更愿意前往基层医疗机构就诊，而参加商业保险的患者则更倾向于去大医院就医。

三是疾病认知及健康状况，马原林等人通过随访居民 3 个月内的卫生服务利用行为发现，疾病严重程度和就医行为存在显著的正相关关系，即患者感知的疾病越严重，其就诊的可能性越高，而且对疾病的重视程度也会随之提升。郭然等人对北京 16 个区的 3732 位对象进行调查研究发现，相比自评健康水平和同龄人一样的个体，自评健康水平高于同龄人的个体更倾向于前往高等级医院就诊。周钧等人在研究中老年患者群体时，也发现在选择门诊机构时，自评健康水平较高的个体前往非基层医疗机构的可能性更大，徐晓丹等人也得出了类似结论。

四是家庭情况，往往年收入更低的家庭成员会更倾向于前往基层医疗机构就诊。

五是医疗机构情况，大多数情况下，医疗服务价格、质量及品牌形象是影响患者就医机构选择的关键因素。医疗机构的距离以及医务人员服务态度等也会显著影响患者的就医机构选择。

2. 互联网医院文献研究

根据国家卫健委发布的《互联网医院管理办法（试行）》以及相关文献，互联网医院主要分为医院自建型、合作共建型及互联网企业自建型 3 类。为更好地贴合研究目的，后续如无特殊说明，本报告

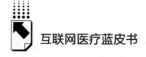

所指互联网医院均为"医院+互联网"类型，即医院主导型互联网医院（见图1）。

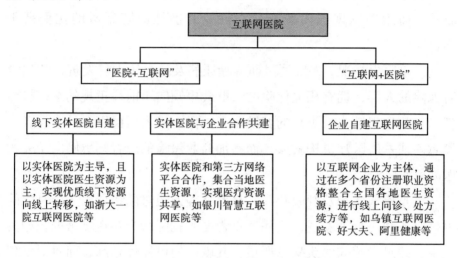

图1 互联网医院类型

目前对互联网医院的研究主要聚焦商业模式定性分析。王政等人定性分析互联网医院发展机遇及痛点，认为互联网医院有助于传统医疗行业模式转型。魏明月等人指出，由于互联网的"开放性、虚拟性、不对称性及透明性"，互联网医院运营风险可能会有所增加，进一步提高了监管难度。但武镝等人发现，随着监管政策体系及配套数字系统逐渐完善，监管风险仍处于可控范围内。此外，还有部分研究主要集中于第三方平台在线诊疗服务及影响因素。

与既有研究相比，本报告的边际贡献主要在于首次以互联网医院为主要影响变量进行研究，从理论上提出了可能存在的影响机制，并通过实证进一步验证了假设，丰富了传统就医机构选择影响因素的内容及理论体系。此外，本报告的研究基于大样本定量数据，能够量化互联网医院的实际影响。

二 理论基础及研究假设

（一）理论基础

1. 卫生服务需求行为理论

Jack 指出，如果个体对健康的需求价格弹性为 $0 \sim 1$，而且卫生服务是正常商品的话，那么对于有一定健康水平的人，倘若其他条件不变，个体收入的增长会引致更多的卫生服务需求，则卫生服务需求效用函数可以表示为：

$$U = U(c, s)$$

其中 U 指的是个体的效用水平，c 指的是非医疗保健商品支出，s 是卫生服务。当患者就诊时，其有多个可以选择的医疗机构，因此会产生多个可能的卫生服务需求，进而会有多种效用水平。假定在消费者面前，有 i 个可供选择的医疗机构，根据效用理论，其会选择预计能带来最大效用的医疗机构，表达如下：

$$U_{max} = max(U_1, U_2, \cdots, U_i)$$

其中 U_{max} 指最大效用，U_i 定义如下：

$$U_i = U(c_i, s_i), i = 1, 2, \cdots, i$$

2. 安德森模型

1968 年，美国学者安德森在调查中发现，具备不同人口、社会及经济特征的人群对于医疗资源的利用情况存在较大区别，为了解释其原因，安德森在其博士学位论文中建立了"医疗服务利用模型"，即安德森模型，辩证分析了倾向特征（人口学特征、社会结构及健康信念），使能资源（个人/家庭资源、社区资源）以及

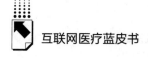

需求（感知需求、评估需求）三方的逻辑关系及其对医疗服务利用的影响。

结合卫生服务需求行为理论分析可以发现，在卫生服务需求领域，当个人面对多个就医机构时，自评身体健康水平（自我感觉疾病轻重）、家庭收入、与医疗机构距离、价格水平及其他一系列可观测或不可观测的特征都会对其效用函数有影响，患者最终会从多个就医机构中选择能够带来自感效用最大的提供者。

（二）研究假设

本报告主要从互联网医院的在线问诊及慢病复诊功能入手，发现在理论上，这两个业务的出现能够改变传统的医疗信息传递渠道，进而影响个人对自身疾病轻重的感知，从而影响患者的就医机构选择。

在互联网医院出现前，普通患者如果感觉身体不适，往往会通过过往经历或者采取长辈建议及在线搜索方式对自身疾病情况进行预估，再结合家庭的收入情况、医疗机构情况及价格水平选择就诊机构（见图2）。但随着健康意识的增强，部分居民无论疾病大小与否，都更倾向于前往高等级医院就诊，主要是由于健康状况影响因素相对复杂，个体对于自身健康水平的判断较为模糊。互联网医院出现后，居民可以通过在线问诊业务线上咨询有执业资格的医生，获取专业信息及建议，进一步明确自身疾病状况，在考虑医疗机构距离等客观因素后，部分轻症患者前往高等级医院的意愿可能会降低。

因此，本报告提出假设1及假设2。假设1：互联网医院能削弱城镇居民前往高等级医院就诊的意愿。假设2：互联网医院通过影响居民的身体健康自评进而影响其就医机构选择。

如图3所示，互联网医院出现前，高血压、糖尿病等慢病患

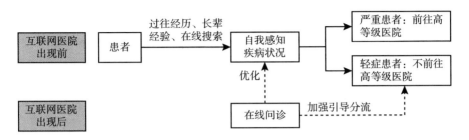

图2　互联网医院出现前后患者就医机构选择流程

者需要定期进院随访、复诊、续处方然后购药。但在互联网医院出现后，有续处方需求的患者可直接在线续处方，无须线下进院，相关药品可选择快递到家或是前往基层医疗机构购买。对于有随访需求的慢病患者，医生可以通过互联网医院在线随访，根据患者描述了解其近期疾病发展情况，进而进行随访分流。此时，对于很多慢病患者来说，不去高等级医院所节约的时间成本及经济成本带来的效用可能更大。因此，本报告提出假设3：互联网医院对慢病个体前往高等级医院意愿的削弱作用强于无慢病的个体。

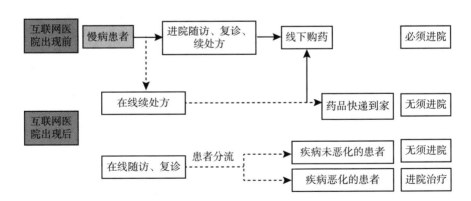

图3　互联网医院出现前后慢病患者随访、复诊、续处方流程

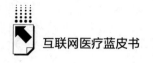
三 实证分析

（一）实证模型

在本报告的研究中，主要以是否已经设立互联网医院为标准划分"实验组"及"对照组"。在我国 31 个省份（不含港澳台地区，下同）中，已经设立互联网医院的省份的人群为"实验组"样本，其他没有设立互联网医院的省份的人群为"对照组"样本。

为验证假设 1~2 是否成立，本报告构建了多期双重差分模型：

$$Y_{ist} = \beta_0 + \beta_1 post_{ist} + X_{it} \times \gamma + u_s + \tau_t + b_i + \varepsilon_{ist} \qquad (1)$$

在该模型中，Y_{ist} 表示被解释变量，指 s 省的患者 i 在 t 年的就医机构选择，为 0~1 变量，其中 1 指的是高等级医院，0 指的是基层医疗机构。$post_{ist}$ 是政策虚拟变量，即 s 省的首家互联网医院在特定的时间分界点成立，则该省在该时间分界点前受访的个体 i 的 $post_{ist}$ 变量取值为 0，在该时间分界点后受访的个体 i 的 $post_{ist}$ 变量取值为 1，X_{it} 为其他控制变量。β_0 为截距参数，β_1 和 γ 是控制变量的估计参数，其中 β_1 是本报告主要关注的估计参数，如果 β_1 为正，则意味着互联网医院的出现导致患者更倾向于前往高等级医院就诊；如果 β_1 为负，则意味着互联网医院的出现会削弱患者前往高等级医院就诊的意愿。us 指的是省份固定效应，τ_t 表示时间固定效应，b_i 是个体出生年份固定效应，ε_{ist} 是不可观测因素。

（二）变量及数据来源

本报告使用的数据主要来自中国家庭追踪调查（CFPS）数据库，采用了 2014 年、2016 年及 2018 年的数据，此外还有部分数据来自中国统计年鉴和政府网站。

考虑儿童及青少年的就医机构选择往往是被父母支配的，而年龄过高的老年人及农村地区居民使用互联网医院的频次非常低，因此本报告将研究人群锁定在 16~80 岁的城镇成人范围。

1.因变量

本报告的因变量基于 CFPS 数据库中个体对于问题"您若找医生看病，一般去哪儿"的回答，当个体回答为基层医疗机构时，因变量虚拟变量取值为 0；当个体回答为高等级医院时，因变量虚拟变量取值为 1。

2.关键自变量

对于关键自变量 $post$，主要有影响时间分界点及影响范围两方面考虑。首先，在时间上，本报告从各省卫健委网站获取正式批准设立互联网医院的数据，以该省首家互联网医院获批时间为粗略的时间节点。其次，大多数互联网医院在建立的 3 个月内便已经能够开展在线问诊及慢病复诊业务。因此，本报告将首家互联网医院设立时间人为后移 3 个月并以此为时间分界点，在时间分界点前受访的个体的时间虚拟变量为 0，在时间分界点后受访的个体的时间虚拟变量为 1。最后，在影响范围上，每个省在开展互联网医院建设时往往会先选择影响力较大的头部医院试点，在放开资质授权后，再逐渐下放到各个县区头部医院。因此，本报告将互联网医院的影响范围确定为省内所有个体。

3.其他控制变量

参考安德森模型及前文文献研究，本报告从倾向特征、促进资源及需要 3 个角度选取其他控制变量，各变量具体定义如表 1 所示，表 2 则为实验组及对照组样本描述性统计。

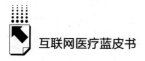

表1 变量含义及来源

变量含义		变量	变量定义	数据来源
就医机构选择		choice	基层医疗机构为0,高等级医院为1	CFPS数据库
互联网医院		post	时间分界点之前有互联网医院为1,否则为0	官方媒体、各地卫健委网站
倾向特征	受教育程度	edu	文盲/半文盲/不适用/没上过学为0;幼儿园/学前班/托儿所为0;小学为6;初中为9;高中为12;大专/本科为16;硕士/博士为19	CFPS数据库
	就业情况	employ	在业为1;退出劳动力市场/失业为0	CFPS数据库
	对医生的信任度	trust	0分代表非常不信任,10分代表非常信任	CFPS数据库
	看病点条件满意度	sat	很不满意/不满意为0;一般/满意为1	CFPS数据库
	看病点医疗水平评价	eva	很不好/不好为0;一般/好/很好为1	CFPS数据库
	是否喝酒	drink	过去1个月每周喝酒3次以上为1;其他为0	CFPS数据库
	是否抽烟	smoke	过去1个月抽烟为1;不抽烟为0	CFPS数据库
	和家人吃饭次数	dinner	每周和家人吃饭次数,包括外出吃饭次数	CFPS数据库
	幸福度	happiness	0分表示最低,10分最高	CFPS数据库
	是否使用互联网	inter	移动上网或者电脑上网为1,不上网为0	CFPS数据库
促进资源	地区人均可支配收入	lnRJKZPSR	地区人均可支配收入的对数	国家统计局
	地区人均医疗机构数	lnRJYLJGS	地区医疗机构数除以总人口的值的对数	国家统计局
	地区诊疗人次	lnZLRS	地区诊疗人次除以总人口的值的对数	国家统计局
	医疗保险情况	YB	有医保为1,无医保为0	CFPS数据库

变量含义		变量	变量定义	数据来源
需要	自评身体健康情况	health	比较健康/很健康/非常健康为1;一般/不健康为0	CFPS数据库
	近期不适情况	discomfort	两周内有不适为1;两周内无不适为0	CFPS数据库
	慢性病情况	chronic	半年内有慢性病为1;半年内没有慢性病为0	CFPS数据库

表2　实验组及对照组样本描述性统计

变量含义	变量	实验组			对照组		
		样本量	均值	标准差	样本量	均值	标准差
就医机构选择	choice	2523	0.3880	0.4874	14295	0.5163	0.4998
互联网医院	post	2523	1.0000	0.0000	14295	0.0000	0.0000
年龄	age	2523	46.1803	14.3468	14295	46.7442	14.8845
性别	gender	2523	0.5414	0.4984	14295	0.5240	0.4994
受教育程度	edu	2523	8.3234	4.7466	14295	6.9835	4.9080
就业情况	employ	2523	0.7376	0.4400	14295	0.6807	0.4662
对医生的信任度	trust	2523	6.5600	2.2491	14295	6.4816	2.3231
看病点条件满意度	sat	2523	0.7780	0.4156	14295	0.6206	0.4853
看病点医疗水平评价	eva	2523	0.8185	0.3855	14295	0.7126	0.4526
是否喝酒	drink	2523	0.5141	0.3585	14295	0.1531	0.3601
是否抽烟	smoke	2523	0.2489	0.4325	14295	0.2618	0.4397
和家人吃饭次数	dinner	2523	5.6036	2.4121	14295	5.7708	2.3208
幸福度	happiness	2523	6.6579	1.9839	14295	6.8017	2.0732
是否使用互联网	inter	2523	1.1336	0.8316	14295	0.6956	0.8566
地区人均可支配收入	lnRJKZPSR	2523	10.0145	0.2413	14295	10.0899	0.4026
地区人均医疗机构数	lnRJYLJGS	2523	2.0337	0.2173	14295	1.8278	0.5130

续表

变量含义	变量	实验组			对照组		
		样本量	均值	标准差	样本量	均值	标准差
地区诊疗人次	lnZLRS	2523	-7.4066	0.1809	14295	-7.4917	0.3184
医疗保险情况	YB	2523	0.9330	0.2500	14295	0.9112	0.2845
自评身体健康情况	health	2523	0.6552	0.4577	14295	0.7154	0.4550
近期不适情况	discomfort	2523	0.2600	0.4387	14295	0.3063	0.4610
慢性病情况	chronic	2523	0.1542	0.3612	14295	0.1851	0.3884

（三）基准回归结果

为了验证假设1，本报告的实证检验主要从两个维度出发，即首次回归分析的自变量中仅包含核心解释变量；之后本报告依次加入"倾向特征"、"促进资源"及"需要"3个范畴的控制变量，再进行回归分析。具体实证分析结果如表3所示，从全样本回归估计结果可以看出，无论是否引入其他控制变量，互联网医院的出现均会有效削弱城镇居民前往高等级医院的意愿，其回归系数符号及大小保持相对稳健，且均在1%的置信水平上可信。

表3　互联网医院对城镇居民就医机构选择的影响检验结果

	就医机构选择			
	（1）	（2）	（3）	（4）
互联网医院	-0.0530 ***	-0.0538 ***	-0.0539 ***	-0.0535 ***
	（0.0130）	（0.0133）	（0.0127）	（0.0129）
受教育程度	—	0.0072 **	0.0071 **	0.0069 **
		（0.0031）	（0.0030）	（0.0030）
就业情况	—	0.0801 ***	0.0804 ***	0.0805 ***
		（0.0123）	（0.0124）	（0.0120）
医疗保险情况	—	—	0.0464 ***	0.0467 ***
			（0.0145）	（0.0142）

	就医机构选择			
	（1）	（2）	（3）	（4）
自评身体健康情况	—	—	—	0.0455*** （0.0097）
其他倾向特征 控制变量	否	是	是	是
其他促进资源 控制变量	否	否	是	是
其他需要控制变量	否	否	否	是
时间固定效应	是	是	是	是
省份固定效应	是	是	是	是
个体出生年份固定 效应	是	是	是	是
_cons	0.4681*** （0.0059）	−0.6889 （0.7207）	−0.6787 （2.6516）	−0.3240 （1.6892）
N	16818	16818	16818	16818
R^2	0.0355	0.5183	0.6200	0.6433

注：**、***分别表示显著性水平为5%、1%，考虑篇幅原因，仅列出部分关键变量，括号内为标准误。

基于假设分析，本报告认为，通过互联网医院的在线问诊功能，患者能够更了解自身的疾病状况，进一步优化就医机构选择。因此，参考刘瑞明等人的研究，本报告通过考察互联网医院的出现对自评身体健康情况的作用来识别互联网医院作用机制，检验结果见表4。

根据基准回归结果，自评身体健康情况越好的人，越倾向于前往高等级医院就诊，这也和过往研究结论保持一致。在表4中，post系数为本报告研究重点，代表了互联网医院的出现对个体自评身体健康情况的净影响。观察表4中结果可以发现，互联网医院的出现能够降低居民的自评身体健康水平，也就意味着互联网医院能够通过影响部分人群的自评身体健康情况进而优化居民就医机构选择。

表4　中间机制检验结果

	自评身体健康情况	
	（1）	（2）
互联网医院	−0.0786 **	−0.0996 ***
	（0.0328）	（0.0150）
其他控制变量	否	是
时间固定效应	是	是
省份固定效应	是	是
个体出生年份固定效应	是	是
_cons	0.7069 ***	0.6215 ***
	（0.0008）	（0.0007）
N	16818	16818
R^2	0.0120	0.5023

注：** 、*** 分别表示显著性水平为5%、1%，考虑篇幅原因，仅列出部分关键变量，括号内为标准误。

（四）稳健性检验

1. 平行趋势检验

首先，本报告利用反事实检验验证平行趋势，即考察未建立互联网医院时，虚拟变量 post 对居民就医机构选择的影响。若虚拟变量 post 未对居民就医机构选择产生显著影响，说明在设立互联网医院之前，确实不存在互联网医院对因变量的影响，这就意味着对照组和实验组不存在其他系统性误差，平行趋势假设成立；反之，则说明并不存在平行趋势。参考袁航、朱承亮的研究，本报告将互联网医院设立的时间分界点统一提前一期，并用 post1 取代 post 进行回归分析。

平行趋势检验结果如表5所示，其中 post1 的系数均不显著，也就意味着未设立互联网医院时，虚拟变量 post1 未给城镇居民就医机构选择带来任何影响，不存在系统性误差。

表 5 平行趋势检验结果

	就医机构选择	
	（1）	（2）
post1	0.0113	−0.0143
	（0.0132）	（0.0098）
倾向特征控制变量	否	是
促进资源控制变量	否	是
需要控制变量	否	是
时间固定效应	是	是
省份固定效应	是	是
个体出生年份固定效应	是	是
_cons	0.4680***	−0.3003
	（0.0063）	（0.7002）
N	16818	16818
R^2	0.0323	0.6232

注：***表示显著性水平为 1%，考虑篇幅原因，仅列出部分关键变量，括号内为标准误。

2. 安慰剂检验

本报告参考刘瑞明、Li 和 Cantoni 等人的研究，通过虚构处理组的方法，进一步验证互联网医院的出现对居民就医机构选择的影响是否是其他随机性因素导致的。按照 31 个省份互联网医院出现的时间点，本报告随机生成处理组并重复进行了 500 次回归，同时统计了 500 次回归的系数及其 P 值，形成互联网医院的出现对居民就医机构选择影响的核密度图，并与表 3（4）中的系数及 P 值进行对比。

通过观察图 4 可以发现，仅有少数回归的系数绝对值大于表 3（4）中的结果，而且大多数回归系数均不显著，说明互联网医院的出现对居民就医机构选择的影响比较稳健，其确实削弱了城镇居民前往高等级医院就诊的意愿。

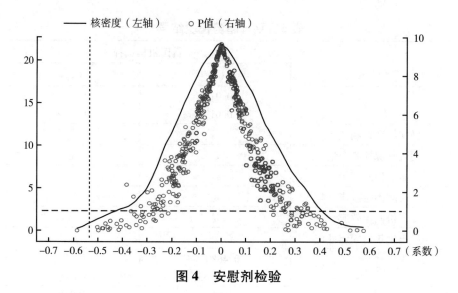

图 4　安慰剂检验

3. PSM-DID 检验

本报告主要采取 k 阶近邻匹配方法进行倾向得分匹配，共有 15099 个个体获得匹配，也就意味着仅有少量数据未被匹配。匹配后的偏误结果如图 5 所示。从图中可以看出，匹配后，偏误情况明显减少，而且匹配后偏误值保持在±10%之内。

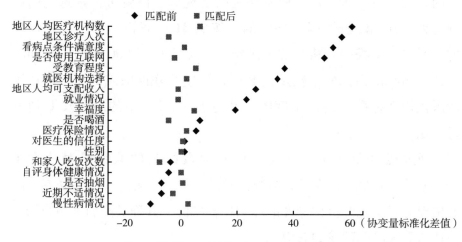

图 5　控制变量的标准化偏差变化情况

之后，本报告在 PSM-DID 匹配后的样本基础上对模型（1）进行回归，结果如表 6 所示。从结果上来看，PSM-DID 匹配后的结果和基准回归模型结果大致相同，意味着基准回归结果较为稳健。

表 6　基准回归与 PSM-DID 结果对比

	DID		PSM-DID	
	（1）就医机构选择	（2）就医机构选择	（3）就医机构选择	（4）就医机构选择
互联网医院	−0.0530 *** (0.0130)	−0.0535 *** (0.0129)	−0.0556 *** (0.0169)	−0.0522 *** (0.0173)
其他倾向特征控制变量	否	是	否	是
其他促进资源控制变量	否	是	否	是
其他需要控制变量	否	是	否	是
时间固定效应	是	是	是	是
省份固定效应	是	是	是	是
个体出生年份固定效应	是	是	是	是
_cons	0.4681 *** (0.0059)	−0.3240 (1.6892)	0.5023 *** (0.0033)	−0.6633 (1.7865)
N	16818	16818	15099	15099
R^2	0.0355	0.6433	0.0211	0.6549

注：*** 表示显著性水平为 1%，考虑篇幅原因，仅列出部分关键变量，括号内为标准误。

4. 省外患者影响分析

本报告通过分析互联网医院使用人群发现，虽然互联网医院主要使用人群均为本省人群，但仍有部分省外患者可能会受到互联网医院影响，主要有两方面原因：患者主动寻找全国性知名医院建立的互联网医院；患者线上购药被线上购药平台推荐至第三方平台建立的互联网医院开方。

首先，参考各省卫健委数据，2019 年患者流出占比较高的省份为安徽、河北、江苏、浙江及河南，这些省份的患者对省外顶尖医院更为了解，更可能主动了解顶尖医院设立的互联网医院。因此，本报告将这5个省份的数据剔除，在一定程度上能够消除全国性知名医院建立的互联网医院的跨省影响，进一步验证数据和结论的稳健性。如表7所示，无论是否加入其他控制变量，回归系数大小与基准模型结果大致相同，意味着结果相对较为稳健。

表7 地区稳健性检验结果

	就医机构选择			
	（1）	（2）	（3）	（4）
互联网医院	−0.0753 ***	−0.0740 ***	−0.0551 ***	−0.0556 ***
	（0.0162）	（0.0136）	（0.0130）	（0.0112）
其他倾向特征控制变量	否	是	否	是
其他促进资源控制变量	否	是	否	是
其他需要控制变量	否	是	否	是
时间固定效应	是	是	是	是
省份固定效应	是	是	是	是
个体出生年份固定效应	是	是	是	是
_cons	0.5044 ***	−0.3194	0.4681 ***	−0.3588
	（0.0064）	（0.9320）	（0.0059）	（0.7248）
N	12276	12276	16818	16818
R^2	0.0173	0.6250	0.0154	0.5241

注：*** 表示显著性水平为1%，考虑篇幅原因，仅列出部分关键变量，括号内为标准误。

其次，第三方平台主导的互联网医院可能会对研究人群的就医机构选择有影响，但由于其分布范围较广，本报告无法通过剔除样本的方式控制其影响。因此，本报告将时间分界点改为该省首家互联网医院出现的3个月后，而不是首家医院主导型互联网医院。如表7所示，无论是否加入其他控制变量，回归系数大小与基准模型结果大致相同，意味着结果相对较为稳健。

5. 业务时间分界点影响分析

考虑人为将时间分界点后移 3 个月可能存在一定的主观影响，本报告进一步将时间分界点后移 6 个月以降低主观性影响。如表 8 所示，核心变量系数大小及符号与基准模型结果大致相同，意味着结果较为稳健。

表 8　时间稳健性检验结果

	就医机构选择	
	（1）	（2）
互联网医院	−0.0546*	−0.0552**
	（0.0303）	（0.0235）
其他倾向特征控制变量	否	是
其他促进资源控制变量	否	是
其他需要控制变量	否	是
时间固定效应	是	是
省份固定效应	是	是
个体出生年份固定效应	是	是
_cons	0.4265***	0.2523
	（0.0142）	（0.3627）
N	16818	16818
R^2	0.0072	0.5365

注：*、**、***分别表示显著性水平为 10%、5%、1%，考虑篇幅原因，仅列出部分关键变量，括号内为标准误。

（五）异质性分析

考虑不同人群的医疗服务需求不同，相比非慢病人群，慢病人群的医疗服务需求频次更高，使用量也更多。因此，为了验证假设 3，本报告根据模型（1）构建加入样本异质性虚拟变量的扩展模型：

$$Y_{ist} = \beta_0 + \beta_1\, post_{ist} \times population_{it} + X_{it} \times \gamma + u_s + \tau_t + b_i + \varepsilon_{ist} \qquad (2)$$

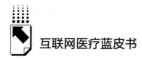

其中 $population_{it}$ 指的是个体 i 在 t 年的样本异质性虚拟变量，根据不同人群特征赋值不同。

为了验证研究假设 3，本报告运用了两次双重差分估计，在表 9 回归结果（1）中，非慢病个体虚拟变量 $population$ 赋值为 1，慢病个体虚拟变量 $population$ 则为 0。从回归估计结果可以看出，在引入其他控制变量时，互联网医院的出现会有效削弱城镇非慢病居民前往高等级医院的意愿，其系数为 -0.0470，且在 1% 的置信水平上可信。

表 9　慢病及非慢病人群异质性检验结果

	就医机构选择	
	（1）	（2）
$post_{healthy}$	-0.0470*** (0.0135)	—
$post_{unhealthy}$	—	-0.0881** (0.0388)
倾向特征控制变量	是	是
促进资源控制变量	是	是
需要控制变量	是	是
时间固定效应	是	是
省份固定效应	是	是
个体出生年份固定效应	是	是
_cons	0.6810 (0.7189)	0.6259 (0.9375)
N	16818	16818
R^2	0.5189	0.5378

注：** 、 *** 分别表示显著性水平为 5%、1%，考虑篇幅原因，仅列出部分关键变量，括号内为标准误，healthy 指非慢病个体，unhealthy 指慢病个体。

为了进一步验证研究假设 3，本报告再次利用模型（2）进行双重差分估计，但此次将慢病个体虚拟变量 $population$ 赋值为 1，非慢

病个体虚拟变量 *population* 赋值为 0，其他条件与前一次回归相同，回归结果如表 9（2）所示。从回归估计结果可以看出，在引入其他控制变量时，互联网医院的出现会显著削弱城镇慢病居民前往高等级医院的意愿，其系数为-0.0881，且在 5% 的置信水平上可信。

从结果可以看出，互联网医院对全人群、慢病人群及非慢病人群就医机构选择的影响结果均较为显著，但是其系数存在较大差异，慢病人群样本的系数绝对值显著高于非慢病人群及全人群，也就意味着互联网医院的出现对慢病人群就医机构选择影响较大，即相比非慢病人群，互联网医院对慢病人群前往高等级医院意愿的削弱作用更强，假设 3 得到验证。

四　结论及建议

（一）结论

1. 互联网医院能够有效削弱城镇居民前往高等级医院就诊的意愿

政策平均效应的回归结果显示，无论是否加入其他控制变量，在互联网医院出现后，城镇居民前往高等级医院就诊的意愿会下降 5.3 个百分点左右，且在 1% 的水平上显著，也就意味着互联网医院在一定程度上能够引导疾病并不严重的个体前往就诊成本更低的基层医疗机构就诊。

2. 互联网医院能够通过提升个人自评健康准确率进一步优化居民就医机构选择

本报告发现，大多数居民在没有感觉明显不适的情况下前往医院就诊的可能性较低，主要由于就诊的时间及经济成本较高，而在短期不适消失后，其对于身体健康水平的认知仍然维持较高预期，但实际上却忽略了部分小病或者大病征兆，一旦身体出现较强不适就容易过

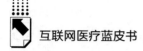

分悲观，进而直接前往高等级医院就诊。在互联网医院出现后，居民一旦感觉不适，就能通过互联网医院的在线问诊业务低成本、高效率地获得诊疗意见，进而合理评价身体状况、不断修正自评健康水平，在有较强不适的时候，也能够理性选择效用最大的就医机构。

3. 互联网医院对城镇慢病人群及非慢病人群就医机构选择的影响存在异质性

本报告发现，相比非慢病人群，互联网医院对就诊常态化的慢病患者前往高等级医院意愿的削弱程度更强。这主要由于在互联网医院出现后，慢病患者能够以更低的成本在线完成随访、复诊及续方取药，基础检查需求也能在院外基层医疗机构完成，而且慢病人群就医需求频次较高，其对互联网医院的黏性更强，动力也更强，前往高等级医院的必要性进一步下降。

（二）建议

1. 优化互联网医院政策环境

互联网医院作为新兴事物，规范的政策是促使其快速发展的动力。目前，互联网医院相关政策主要由卫健委主导颁布或各省份自行制定，这些政策主要起引导及指示作用。但是各省份的互联网医院法律体系各有侧重，在具体实践中，容易造成互相冲突、互相推诿的现象，进而导致互联网医院发展陷入瓶颈。因此，政府部门需要通过加强准入管理、消除监管模糊边界、规范复诊要求、优化跨院信息传递及打通医保支付壁垒等多种方式完善互联网医院政策体系建设。

2. 加速扩大医院业务覆盖面

医院应当进一步优化宣传措施，可适当通过公众号宣传、导诊台推广、线下医生推荐、家庭医生介绍等多种方式面向慢病人群开展互联网医院专业教育，普及互联网医院基本知识，加深居民对互联网医院的认识。同时，高等级医院推出的互联网医院医疗服务可以和基层医疗机构基础检测服务相结合，创造慢病管理新模式，在充分利用高等级医院线下诊疗资源的同时进一步优化基层医疗机构慢病防治的功能。

参考文献

[1] 郭然等：《北京市 16 区患者基层医疗卫生机构就诊情况及影响因素研究》，《中国全科医学》2021 年第 7 期。

[2] 李玲、王健、袁嘉：《医院距离对农村地区居民住院需求的影响：一个离散选择模型的应用》，《中国卫生经济》2014 年第 1 期。

[3] 李银才：《制度结构视角下的分级诊疗形成机制改革》，《现代经济探讨》2015 年第 7 期。

[4] 刘瑞明、赵仁杰：《西部大开发：增长驱动还是政策陷阱——基于PSM-DID 方法的研究》，《中国工业经济》2015 年第 6 期。

[5] 马原林等：《四川省城乡居民患病后就医行为的随访研究以及影响因素分析》，《现代预防医学》2017 年第 9 期。

[6] 裴莹蕾、姚昱呈、王娅：《大数据背景下政府主导型互联网医院运营模式研究——基于贵阳市的实践》，《卫生经济研究》2021 年第8 期。

[7] 王萱、黄涛：《在线问诊患者特征和代问现象研究——以"丁香医生"为例》，《中国卫生政策研究》2021 年第 9 期。

[8] 王军永等：《江西省居民常见病的首诊意向机构及其影响因素分析》，《医学与社会》2021 年第 4 期。

[9] 王晓波、李凡：《中国互联网医院发展的现状及规制》，《卫生经济研究》2020 年第 11 期。

[10] 王政、王萍、曹洋：《新时代"互联网+医疗健康管理"互联网医院建设及发展探讨》，《中国医院管理》2020 年第 11 期。

[11] 魏明月等：《互联网医院风险分析与管控策略》，《中国卫生资源》2020 年第 2 期。

［12］ 武镝、于大江：《“互联网+”理念下的医院资金安全监管平台系统建设》，《卫生经济研究》2022年第8期。

［13］ 巫蓉等：《家庭医生签约服务下社区居民就医选择的相关因素研究》，《南京医科大学学报》（社会科学版）2019年第4期。

［14］ 徐晓丹、吴文强：《我国城乡中老年群体基层就医的影响因素分析——基于CHARLS数据的实证研究》，《中国卫生政策研究》2016年第4期。

［15］ 袁航、朱承亮：《国家高新区推动了中国产业结构转型升级吗》，《中国工业经济》2018年第8期。

［16］ 詹佳佳、傅虹桥：《医院声誉、空间距离与患者就医选择——基于病案首页数据的分析》，《经济学（季刊）》2022年第1期。

［17］ 郑莉莉：《医疗保险改变了居民的就医行为吗——来自我国CHNS的证据》，《财政研究》2017年第2期。

［18］ 周钧、石菊、王小倩：《居民医疗机构选择的影响因素分析》，《统计与决策》2019年第19期。

［19］ Andersen, R., *A Behavioral Model of Families' Use of Health Services* (University of Chicago, 1968).

［20］ Adu, KO., "Treatment-Seeking Behaviour among Persons with Chronic Diseases in Ghana: Does National Health Insurance Status Matter," *Development Southern Africa* 2 (2022).

［21］ Cantoni, D., et al., "Curriculum and Ideology," *Journal of Political Economy* 125 (2017).

［22］ Fang, J., Liu, L., Fang, P., "What is the Most Important Factor Affecting Patient Satisfaction-A Study Based on Gamma Coefficient," *Patient Preference and Adherence* 13 (2019).

［23］ Hertz, JT., et al., "Perceptions of Chest Pain and Healthcare Seeking Behavior for Chest Pain in Northern Tanzania: A Community-based Survey," *PloS One* 2 (2019).

［24］ Jack, W., *Principles of Health Economics for Developing Countries* (World Bank Publications, 1999).

［25］ Li, P., Lu, Y., Wang, J., "Does Flattening Government

Improve Economic Performance? Evidence from China," *Journal of Development Economics* 123（2016）.

［26］Sudirman, TA., et al., "The Effect Of Brand Image, Trust on Patient Satisfaction in Installation in Haji Hospital, South Sulawesi Province," *Journal of Positive School Psychology* 6（2022）.

［27］Tu, J., Wang, C., Wu, S., "The Internet Hospital: an Emerging Innovation in China," *The Lancet Global Health* 3（2015）.

［28］Van, T., "Measuring Horizontal Inequity in Belgian Health Care Using a Gaussian Random Effects Two Part Count Data Model," *Health Economics* 13（2004）.

国际借鉴篇

International Reference Report

B.12

新加坡医疗系统：有效、公平、创新

顾清扬　姜天宝

摘　要： 新加坡的医疗体系被广泛认可为高效、公平且创新的典范。其成功关键在于高度专业化的医疗服务、公平的服务供给以及不断进行创新提升，政府、市场和社会力量得到充分的调动，通过不断的创新改革完善医疗系统，提供高质量的医疗服务并控制医疗成本。新加坡医疗体系中供给方的数量控制、有效的双向转诊制度和智慧医疗的广泛应用为其他国家提供了借鉴经验。新加坡的经验表明，数字化医疗在提高效率、增强公平性和可持续性方面具有巨大潜力。

关键词： 新加坡医疗体系　医疗服务　数字化医疗

　　新加坡的医疗体系在全球独树一帜，较好地平衡了公平和效率，以较少的投入提供较优质的医疗服务。在经济合作与发展组织（OECD）国家中，新加坡以最低的人均医疗投入实现了最出色的医疗保健。根据世界银行的统计数据，新加坡居民的预期寿命为84岁①，新加坡的医疗照顾质量达到了较高水平；彭博社2020年公布的最高效医疗体系排名中，新加坡位居第一②。这一成就得益于新加坡以最少的成本，包括政府、企业和患者的成本，实现了最优质的医疗照顾。

　　新加坡的成功源于其在医疗政策设计方面的创新。作为亚洲最快进入老龄化社会的国家之一，新加坡针对照顾老年人和其他弱势群体进行了超前的思考和细致的安排。新加坡面临国土面积小、自然资源匮乏等挑战，这需要其必须保持高度的经济开放，同时保持低税率以吸引外资和外国人才。因此，在医疗卫生支出方面，新加坡进行了创新的医疗制度设计，特别强调政府公共力量和市场竞争力量的有效结合，实现了效率和公平的平衡。

　　截至2022年，新加坡共有10家公立医院，包括6家综合医院③，另外有大约2481家私人全科医生诊所、23家公立综合诊所④，医疗

---

① *Life Expectancy ar Birth*, World Bank Data, 1 Aug. 2023, data. worldbank. org. cn/indicator/SP. DYN. LE00. IN？end＝2020&locations＝SG&name_ desc＝false&start＝1995.

② Miller, Lee J., Wei L., *Asia Trounces U. S. in Health-efficiency Index amid Pandemic*, Bloomberg. com, 18 Dec. 2020, www. bloomberg. com/news/articles/2020－12－18/asia-trounces-u-s-in-health-efficiency-index-amid-pandemic.

③ *Health Facilities*, Ministry of Health, 1 Aug. 2023, www. moh. gov. sg/resources-statistics/singapore-health-facts/health-facilities.

④ *Primary Healthcare Services*, Ministry of Health, 1 Aug. 2023, www. moh. gov. sg/home/our － healthcare － system/healthcare － services － and － facilities/primary － healthcare-services.

开支约占 GDP 的 2.3%，预计到 2026~2030 财年会增长到 2.9%~3.5%①。而美国 2021 年的医疗开支占比已达 18.3%②，新加坡医疗体系的支出占比是世界上所有高收入国家中最低的③。

新加坡医疗体系的重要目标是兼顾公平和效率。在新加坡的医疗体系中，市场发挥了促进合理竞争和资源有效配置的作用，从而减少了成本，提高了竞争力和医疗质量。同时，政府通过制度设计纠正市场的"失灵"，广泛补贴弱势群体。新加坡是亚洲最快进入老龄化社会的国家之一，仅次于日本，因此老龄化对新加坡来说确实是一个令人担忧的现象，如何照顾老年人和其他弱势群体是一个重要考量。

在新加坡医疗体系中，政府和市场这两种力量应用得恰到好处，因为新加坡医疗体系主要面临"市场失灵"和"政府干预不足"这两个问题。新加坡在以美国为代表的过度市场化和以英国为代表的过度依赖纳税人收入支撑公共医疗之间找到了平衡。

新加坡医疗体系整体的设计思想是增强公共医疗部门的竞争性，将公立医院拆分为多个独立的医疗集团，让它们相互竞争。新加坡的医疗价格和质量都是透明、公开可见的，这样可以避免不正当行为。同时，私人医疗部门和公共医疗部门之间的竞争不断加剧。

起初，公共医疗部门的效率问题是主要的问题所在，为了提高效

---

① 《社论：确保收支平衡是持久的挑战》，联合早报网，2023 年 2 月 10 日，www.zaobao.com.sg/forum/editorial/story20230210-1361573。

② Tozzi, J., *The $4.3 Trillion Us Health-care Tapeworm Keeps Growing*, Bloomberg. Com, 21 Dec. 2022, www.bloomberg.com/news/newsletters/2022-12-21/the-4-3-trillion-us-health-care-tapeworm-keeps-growing.

③ William A.H., *Affordable Excellence The Singapore Healthcare Story*（Washington D.C.：Brookings Institution Press, 2013）.

率和医疗质量，新加坡卫生部于 2000 年将公立医院重组为东西两大集团①：新加坡国立健保集团和新加坡保健集团，两大集团均由新加坡卫生部下属控股公司控制。新加坡之所以将公共医疗部门分成两个部分而不是更多，是因为国家规模较小，需要遵循竞争性经济学中的规模经济原则，分成太多部分将导致单项成本过高，无法实现规模经济效益。2007~2009 年，新加坡卫生部又将两大集团进一步划分为由六大综合医院主导的 6 个区域性集群②，包括东部的东部医疗联盟、西部的裕廊保健集团、东南部的新加坡保健集团、西南部的新加坡国立大学医学组织、北部的亚历山大保健集团以及中北部的新加坡国立健保集团，此举使得医疗体系更加注重竞争和效率，进一步提升了医疗质量。

当通过加强竞争达到了较高的效率之后，为了应对新的挑战，新加坡医疗体系进入整合阶段。2017 年，新加坡决定将 6 个区域性集群整合为 3 个③，分别是新加坡保健集团、新加坡国立大学医学组织和新加坡国立健保集团，以提高医疗系统的综合应对能力。公共医疗部门的效率问题经过多年的竞争已经得到基本解决，现在突出的挑战是为老龄化社会和弱势群体提供更便利的"一站式"和无缝衔接服务，实现较为综合和完整的治疗。在细分成 6 个区域性集群的

① *Inauguration of the National Healthcare Group（NHG）*, Ministry of Health, 1 Aug. 2023, www. moh. gov. sg/news – highlights/details/inauguration – of – the – national – healthcare-group–（nhg）.

② *Public Healthcare System Regrouped into Three Clusters*, SingHealth, 21 Mar. 2017, www. singhealth. com. sg/news/others/public – healthcare – system – regrouped – into – three-clusters.

③ *Reorganisation of Healthcare System into Three Integrated Clusters to Better Meet Future Healthcare Needs*, Ministry of Health, 18 Jan. 2017, www. moh. gov. sg/news – highlights/details/reorganisation – of – healthcare – system – into – three – integrated – clusters-to-better-meet-future-healthcare-needs.

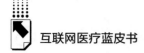
时期，每个集群都包含重复的系统，如门诊、专科、住院和社区康养，却很难满足老年病人复杂的治疗需求。通过整合为 3 个区域性集群，新加坡能够为老年病患者提供更完整的照顾，解决当时面临的主要问题。

在整个医疗体系的改革和变迁过程中，新加坡始终强调以病患为中心的理念。新加坡政府医疗机构按东、西、中三大区域划分后分别隶属三大集团，既推动彼此间的竞争，同时可以做到共享医疗资源。

新加坡医疗体系形成了"3P 模式"。新加坡将政府、企业和社会组织三方结合，根据出资人的不同，医疗机构分为由政府资助的公立医疗机构（Public）、由私人资助的私立医疗机构（Private）和由社会福利团体资助的公益性医疗机构（People/Not for Prefit）。政府、企业和社会组织共同合作，努力实现医疗服务的公平和高效。社会组织的参与丰富了医疗体系，为公众提供多样化的医疗服务和支持。它们填补了医疗系统中的一些空白，满足了特定群体的需求，并为社会提供了支持和关怀。

一　三级医疗网络制度

新加坡的医疗体系采用三级医疗网络制度，分为初级医疗服务（门诊医疗）、中级和高级医疗服务（住院医疗）以及延续性医疗服务（社区医疗）。

初级医疗服务是新加坡医疗体系的重要基石。在社区层面，初级医疗服务人员扮演着至关重要的角色，他们通常是患者接触医疗体系的第一环节。初级医疗服务主要由私人全科医生（GP）管理的综合诊所提供。截至 2022 年，新加坡有 23 家公立综合诊所和大约 2481 家私人全科医生诊所，共同承担着满足大约 80% 的初级医疗服务需求的重任。

在新加坡，初级医疗服务主要由私人部门完成，约占 80% 的初级医疗服务量。这是因为门诊的收费标准及服务水平可以满足弱势群体和贫困家庭的基本需求，因此对门诊的干预不是政府部门的工作重点。相反，政府为市场打开了大门，让私人部门有运作的空间。而为了抑制可能存在的过度逐利行为，政府通过 23 家公立综合诊所来防止可能出现的暴利和市场偏差。当私人部门的市场价格过高时，患者倾向于选择公共部门的医疗服务，导致私人部门的需求减少和价格回落。为了争取门诊市场的份额，公共部门和私人部门都必须加强成本控制并提升服务质量，这是实现医疗体系平衡的关键。另外，住院和专科治疗的花费较高，弱势群体难以自行解决医疗贫困问题，这是医疗资源不平等的主要症结所在，因此新加坡政府加大了对住院和门诊部门的支持力度，公立医院提供了约 80% 的住院服务，为本地居民特别是弱势群体提供高额补贴，使得国民不会因为贫困而被排除在大病治疗之外。从 2023 年 1 月 1 日起，新加坡专科诊所（SOCs）的津贴依据住户的住屋年值及住户人均收入进行补贴，最高达 70%，病患若是在获得政府津贴、医疗保险赔偿以及使用保健储蓄之后仍需要经济援助以支付医药费，可以通过医疗社工申请其他援助①。

中级和高级医疗服务由 10 家公立医院（包括 6 家综合医院）、6 个国家专科中心以及私立医院提供，综合医院提供多学科急性住院和专科门诊服务。新加坡政府已将所有急症医院和专科中心重组为政府全资拥有的机构，政府医院设有不同类型的病房（A、B1、B2、C），政府对 B2 级和 C 级病房补贴 81%，B1 级补贴 20%，A

---

① 《人人负担得起的医疗服务》，新加坡卫生部网站，2023 年，https：//www.moh.gov.sg/docs/librariesprovider5/default-document-library/affordable-healthcare-for-all-（chinese）.pdf。

级没有补贴。私立医院则按市场机制运作①。公立、私立医疗机构在门诊和住院两个层级发挥的不同作用，较好地体现了效率和公平两个目标的要求，使得医疗体系能尽量兼顾效率和公平，因而能为全体市民提供公平合理的医疗保障，这是新加坡医疗体系的重要优势。

延续性医疗服务由社会福利团体建立的社区医疗机构提供，新加坡政府根据患者的家庭平均月收入为社区和家庭医疗服务提供补贴，这主要针对出院后需要进一步治疗或康复的病人，以及患有慢性病的老年人，以保证他们得到持续的医疗和康复护理。新加坡实行严格的分级诊疗制度，要求居民首先在社区门诊就医。只有在诊所医生认为需要进一步进行专科治疗时，才会为患者开具转诊信，允许他们在高级医疗机构接受治疗。这样的流程实现了分级治疗和双向转诊，确保基础医疗服务在社区内普及，手术和复杂治疗在大型医疗机构进行，而康复服务则在社区中进行。政府通过为首诊在社区门诊并转诊至大型医疗机构的患者提供补贴，以及提高直接到大型医疗机构急诊的诊疗费用，运用经济杠杆调控就医行为，减少非必要的"假急诊"。同时，通过整合医疗资源和在各级诊疗机构间互认诊疗结果，避免了医疗资源的浪费和不必要的重复诊疗，有效减轻了患者的负担，实现了医疗服务的高效运营②。

新加坡的双向转诊制度是比较成功的，在大型医疗机构里看不到拥挤和嘈杂的现象，一切都在井然有序中运转。转诊的有效性主要是监管部门的有效管理和患者对医院的反馈形成的市场压力等因素促成

---

① *Hospital Services*, Ministry of Health, 1 Aug. 2023, www. moh. gov. sg/home/our-healthcare-system/healthcare-services-and-facilities/hospital-services.

② *Inauguration of the National Healthcare Group (NHG)*, Ministry of Health, 1 Aug. 2023, www. moh. gov. sg/news-highlights/details/inauguration-of-the-national-healthcare-group-(nhg).

的。对每个医院来说，只有让患者在医疗质量和医疗成本两个方面都满意，才能保持自身的市场声誉和长久的吸引力。

二　"3M"基本医疗保障制度

三层保护对应新加坡的"3M"基本医疗保障制度："全民保健储蓄计划"（Medisave）、"终身健保计划"（Medishield Life）和"保健基金计划"（Medifund）。该制度的实施使得新加坡的医疗体系更加全面和可持续，为公民提供了更公平和高质量的医疗服务。

第一层保护是个人责任。新加坡鼓励每个公民注重自身健康，因为他们在生病时将需要承担部分医疗费用。这种政策有效地激发了新加坡人维持健康生活方式的动力，因为他们需要支付一部分的医疗费用。1981 年，新加坡卫生部长宣布了一种全新的观念，开始强调个人责任，政府则承担部分医疗费用以确保公众可以接受基本医疗服务。接着，新加坡卫生部在 1983 年 2 月发布了《国家健康计划蓝皮书》，提出了实施强制性的全民保健储蓄计划。1984 年 4 月，新加坡成为全球首个将个人储蓄账户引入医疗保险制度的国家，建立了以个人储蓄账户为基础的医疗保险制度[①]。

第二层保护是公共和私人保险，构成了新加坡的保险体系。在新加坡，每个公民和永久居民都必须参加国民医疗保险计划，这是基本的医疗保障，旨在确保每个人都能获得基本医疗服务。另外，新加坡鼓励居民购买私人医疗保险来增加医疗保障。私人医疗保险可以提供更广泛的医疗服务和更高的保险金额。许多私人医疗保险还提供额外的服务，如住院时的私人病房、更高的手术费用补贴以及更多的专科

---

① 丁一磊：《新加坡健康保障制度演变的特点及启示》，《中国卫生政策研究》2018 年第 10 期。

医疗服务。公共和私人保险的组合，为居民提供了覆盖面较广的医疗保障。这种多层次的保护体系旨在确保每个人都能够获得适当的医疗服务，并且能够在需要时负担得起医疗费用。通过这种方式，新加坡的医疗制度实现了公平和全面的医疗保障，让居民不必因为医疗费用而担忧，同时提高了整个医疗体系的效率和竞争力。

第三层保护是政府补贴。对于弱势群体，政府会根据家庭经济状况给予一定的补贴，包括医疗费用的补贴。当居民住院治疗、出现支付困难时，可以向政府申请额外补贴或减免。这种资助来源于保健基金计划，它主要来自政府的财政盈余，起到兜底作用。2021 财年新加坡批准的医疗基金申请数量超 120 万份，比 2020 财年批准的 1150985 份增长了 7.4%，同期申请总数增长了 5.7%[1]，这种定向补贴机制确保了所有人都能获得医疗照顾。新加坡前总理曾强调，不论是富人还是穷人，在医疗照顾方面都不会因财产和收入情况而受到歧视。

共付制是新加坡医疗支付中的一个特点，即政府、个人和所在单位共同承担医疗费用，每个利益相关方都有责任保障国民的健康。个人有责任避免过度消耗稀缺的医疗资源；企业有责任照顾好员工，促进生产力提升；政府更有责任保障国家人力资源的竞争力和国民福利的提高。随着老龄化日益加剧，新加坡政府医疗支出增长较快，但总体上新加坡政府仍在遏制医疗成本增长方面表现不俗。例如，新加坡平均住院时间明显低于 OECD 国家平均水平，而医疗的效果更加显著。

新加坡政府还从多个方面积极干预供给市场，每个医药集团都设有专门部门控制医疗设备的过度使用。新加坡正在打造一个区域医疗

---

[1] *More than $ 164 Million Disbursed to Needy Singaporeans through Medifund in FY 2021*，Ministry of Health，1 Aug. 2023，www. moh. gov. sg/news-highlights/details/more-than-164-million-disbursed-to-needy-singaporeans-through-medifund-in-fy2021.

中心，吸引周边国家患者前来就医，因此医疗设备和技术必须达到世界最高水平。然而，为避免资源浪费和成本提高，应尽量减少重复购置。新加坡也对医生的数量进行规划和控制，避免医生数量过多导致从患者身上谋取暴利等不法行为。

新加坡医疗体系建设的一个特征就是不断采用新的科技手段追求公平与效率。近年来，引进基于数字技术的智慧医疗起到非常大的作用。作为智慧国家建设的一个重要环节，新加坡把智慧医疗嵌入国家数字化建设的整体框架，因为智慧医疗不能单独有效运行，必须和整个国家的数字化网络融合，也就是说，它是整个智慧国家框架之下的智慧医疗体系，这是新加坡智慧医疗的第一个特点。新加坡智慧医疗的第二个特点，是数字经济和大健康体系融合发展。智慧医疗的难点是如何处理好医疗体系治理和技术应用的关系。医疗体系中的数字技术应用很难自动兼顾医疗体系的公平与效率，这方面的关键是相应的医疗治理体系，特别是法规体系和政策体系有没有到位。新加坡在这方面具有独到之处，它非常注重医疗治理体系的完善以及该体系与最新技术的结合，以创造一个更好地服务患者的新体系。

新加坡已经建立起一个广泛的智慧医疗体系，进一步提高了医疗的覆盖率，特别是弱势群体的覆盖率和医疗照顾可获得性都有了明显提升。新加坡较早地实现了电子病历的共享，提高了医疗领域的效率和转诊的无缝衔接水平。

医疗电子化交流平台也加强了医患之间的沟通和交流，过去医患之间处于信息不对称状态，医生具有绝对的优势而患者处于劣势。通过医疗电子化交流平台可以加强他们的沟通和交流，使得患者有更加主动的地位，也更加配合治疗。新加坡也利用数字医疗进行更广泛的疾病筛查，为提早介入疾病治疗提供信息。

远程医疗和全天候医疗提升了患者的满意度。智慧社区借助远程看护手段来照顾老人。很多年轻人的手机上安装了社区急救的应用程

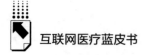

序，当500米范围内有人出现紧急状况，这些年轻人的手机上就会有提示信号，他们可以在第一时间前往事发地点进行施救，为专业治疗赢得宝贵的时间。

总之，新加坡通过将政府、市场和社会的力量调动起来，发挥各自的优势和积极性，打造了成本相对较低而质量较高的创新型医疗体系，为全球探索兼顾效率与公平的医疗体系提供了借鉴。英文专著 *Affordable Excellence* 将新加坡的医疗体系概括为"可负担的卓越"，即成本上可负担，且效果是十分好的。这大体上体现了新加坡医疗制度的特色。近年来大数据等新技术的应用，又为新加坡医疗体系平衡效率与公平提供了新的工具和动力。

Abstract

From 2022 to 2023, driven by multiple factors such as internet technology, the nationwide large-scale infections, and comprehensive liberalization, as well as the frequent introduction of policies related to internet healthcare, the entire internet healthcare industry has further developed vigorously. The comprehensive development of various models of internet healthcare has also driven further applications in the field of medical and health big data, particularly in clinical diagnosis, drug research and development, and big health. In the new environment, the development of internet healthcare should comply with market development and formulate clear development strategies based on its own characteristics.

On the one hand, with the outbreak of the epidemic and the smooth recovery of the first stage, the development of the internet medical field has deeply rooted in people's hearts, forming a relatively stable development model and user usage habits. During and after the epidemic, the government has also introduced multiple policies to encourage the development of online healthcare, which involves sensitive areas such as medical insurance settlement for online followup treatment and prescription circulation. Internet healthcare is facing new development opportunities. On the other hand, on the basis of drawing on international experience and closely combining with the actual situation in China, Internet healthcare rapidly applies high-tech such as big data and artificial intelligence to assist its development, and focuses on the development model of Internet hospitals. Internet hospitals

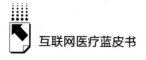

have become the digital infrastructure of the healthcare industry in the digital economy era.

On the basis of such development, the "China Internet Medical Development Report (2022 – 2023)" continues to focus on the field of medical and health big data, focusing on the application models and scenarios of Internet medical and medical and health big data, especially in the fields of drug research and development, elderly care, clinical treatment, grassroots medical care, public health, etc. , and explores the development of Internet diag-nosis and treatment, providing important decision-making references for regulatory departments and industry associations related to Internet medical, provide literature materials on internet medicine and medical health big data for practitioners and institutions in the medical and health field, and provide readers interested in internet medicine and medical health big data with the development status of this field in the past years. This provides beneficial support for the healthy and orderly development of internet medicine and medical health big data in China.

Keywords: Internet Healthcare; Medical and Health Big Data; Public Health

Contents

Ⅰ General Report

Abstract: 2022 is an extraordinary year, driven by the dual drive of internet technology and the epidemic, as well as the frequent introduction of policies related to internet healthcare, we witnessed the vigorous development of the entire internet healthcare industry, and thus achieved the implementation of practical application scenarios such as online consultation, internet hospitals, pharmaceutical e-commerce, medical informatization, internet medical insurance, and healthcare big data. In the new environment, the development of internet healthcare should comply with market development and formulate clear development strategies based on its own characteristics.

Keywords: Internet Healthcare; Health and Healthcare Big Data; Internet Technology

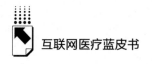
II   Policy Reports

B.2   The Three Pairs of Balanced Relationships in the
Development of Medical and Health Big Data

Mao Zhenhua / 035

Abstract: medical and health big data is an application branch of big data in the medical field, and is an important trend in the development of future health and medical services. Medical and health big data is a fundamental strategic resource in China. How to make good use of medical and health big data is also a major issue related to China's national destiny and national happiness index. We will elaborate on promoting the development of healthcare big data applications from three aspects: the balance between commercial and public welfare, the balance between publicity and privacy, and the balance between non-standard and normalization.

Keywords: Commercial and Public Welfare; Publicity and Privacy; Non Standard and Normative

B.3   Development Policies and Industrial Applications of
Medical and Health Big Data   *Li Ji* / 047

Abstract: As a new type of production factor, data has been supported by a series of policies issued by the government to support the application of healthcare big data. It has gone through four stages: the "embryonic period" from 2009 to 2013, the "formation period" from 2013 to 2015, the "development period" from 2016 to 2017, and the "improvement period" after 2018. The healthcare big data industry is divided into three categories: data processing service providers, information technology manufacturers, and data security service providers. Health and medical big data can play an important role in public health fields such as diagnosis and treatment, scientific research, management, and epidemic prevention and control in hospitals. In practical applications, healthcare big data faces five problems and bottlenecks: data collection, data governance, data supervision, data security, and data sharing.

Keywords: Healthcare; Big Data; Data Governance; Data Security

III Application Reports

B. 4 Healthcare Big Data and Pharmaceutical Policy Evaluation:
National Volume-Based Drug Procurement Policy as an
Example   *Yang Ying*, *Mao Zongfu* / 057

Abstract: Pharmaceutical policy is an important tool for deepening healthcare reform and improving public accessibility to medical care. China has piloted and gradually established the national volume-based procurement (NVBP) system for drugs since 2018, which has become a practical model for the strategic purchasing of medical insurance. To explore the advantages and practice paths of healthcare big data in monitoring and evaluating pharmaceutical policy, this report conducted a multi-stage tracking evaluation of the NVBP policy using big data on drug procurement and use in nationwide public medical institutions. After the NVBP policy, the consumption of non-winning and bid-winning drugs featured a "two-eight" ratio, the use of bid-winning drugs was more flowing to primary healthcare settings, and the drug use tended to be centralized, high-quality,

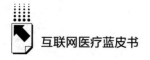

and convenient. Increased consumption of policy-covered drug ingredients indicated, on the one hand, previously unmet medication needs of the public being met, while on the other hand, potential risk of over-medication. The costs of policy-covered drugs were substantially saved, and the market share of pharmaceutical companies was largely reshaped. A correlation was observed between the reduction or increase in sales of bid-winning companies in the pilot period and their withdrawal or not in the renewal period, revealing the impact of profit factors on pharmaceutical companies' market decisions. This report demonstrated the application value, scientificity, and feasibility of pharmaceutical policy evaluation based on healthcare big data. It is recommended that the advantages of big data should be utilized to support policy synergy and holistic governance, to further improve the clinical rational use of NVBP drugs, to guide the formation of reasonable drug prices, and to promote the matching of supply and demand on drug use.

Keywords: Healthcare Big Data; Pharmaceutical Policy; National Volume-based Procurement System

B.5 China Health and Retirement Study

Zhao Yaohui, Chen Xinxin and Wang Yafeng / 076

Abstract: It has become a consensus in the international scientific community that longitudinal survey data plays an important role in scientific research. The China Health and Retirement Study (CHARLS) aims to establish a micro-database of high quality for research on issues related to population aging in China. This report introduces the study protocol, including the baseline sampling scheme, questionnaire content, and tracking strategy. In addition, some research projects based on this survey sample are illustrated, such as biomarker collection, life history survey, and harmonized Cognitive Assessment Protocol study. As a result, it's characterized by high national representativeness, high response rate, rich questionnaire content, and the interdisciplinary nature of the database.

Keywords: Population Aging Database; CHARLS; Follow-up Study; Interdisciplinary Research

B.6 Application of Big Data in Medical And Healthcare in the Prevention and Treatment of Hypertension

He Hua, Sun Xuan and Wan Jun / 088

Abstract: Big data in medical and healthcare comes from a wide range of sources and is closely related to personal health. The application of big data in medical and healthcare for health management and disease prevention has gradually attracted attention. The state has successively issued relevant laws and regulations to improve the top-level design for the protection and use of medical big data. Hypertension and its complications seriously endanger people's lives and health. The rational application of big data in medical and healthcare for the prevention and management of chronic diseases, including hypertension, will help achieve the 2030 goal of healthy China and improve the current diagnosis and treatment of patients. At the same time, there are still some problems in the use of big data in medical and healthcare, and it is urgent for all parties to work together and pool their wisdom, break the existing checks and balances, expand the scope of benefits, and give full play to the advantages and potential value of big data in medical and healthcare. These measures will ultimately serve patients well and promote

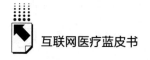

the development of the medical industry.

Keywords: Big Data; Healthcare; Hypertension; Prevention and Treatment

B.7 Construction of A Smart Health Ecosystem for Community Healthcare

Chen Xueyao, Kang Jun, Mao Xuqian and Chen Liqi / 096

Abstract: The construction of a community smart healthcare ecosystem aims to promote the value reshaping and model innovation of community healthcare services through intelligent means, solve the problems faced by the current community healthcare service system, such as resource shortage, insufficient capacity, low first visit rate, and poor referral, thereby meet the growing healthcare needs of the people, and continue to promote the solution of the problems of inconvenient medical treatment and high fees. The core logics of building a community smart healthcare ecosystem are to design a model based on full lifecycle health management, build a trusted smart health management platform for the people, promote the reform of the current healthcare service system mechanisms, break down the barriers between public and private sectors, bridge the boundary between health affairs and civil affairs, mobilize the power of the whole society, and by means of online and offline linkage, multi-level medical and health resource connectivity, the application of modern information technology and artificial intelligence technology, optimization of community healthcare service scenarios, and neighborhood medical mutual aid to reconstruct the trust relationship between community doctors and patients, and create a community smart healthcare value network with multiple participants and win-win cooperation.

Keywords: Community Healthcare; Smart Medical and Nursing Care; Neighborhood Doctor

Abstract: On the basis of reviewing the strategic background of digital transformation and healthy China, this report systematically combs the current situation and business architecture needs of public health emergency and traditional Chinese medicine Big data, clarifies the construction idea of traditional Chinese medicine Big data standard system for public health emergency from the perspective of data governance, and proposes the standard system framework.

Keywords: Big Data of Traditional Chinese Medicine; Data Governance; Public Health Emergency

Abstract: This report aimed to address this gap by focusing on obesity, which exhibits high potential demand and suitability for OMC. Four representative OMC platforms in China were selected to investigate their pricing model and characteristics. The objective was to establish a research basis for clarifying the pricing of OMC in China and

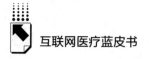

provide suggestions for its future development. The study found that the charging models of Chinese OMC platforms tended to be similar overall, with differences primarily observed in four aspects: access to services, waiting time, specific consultation rules, and pricing. OMC platforms actively utilized big data search and AI response technology. Preference was given to doctors from tertiary hospitals, and each platform offered fast, low-cost, or even free consultation services based on the consultation context. Statistical analysis revealed that the percentage of doctors from tertiary hospitals on OMC platforms was generally over 90%. Additionally, the higher the level and title of the doctor's hospital, the higher the fee and the longer the waiting time. Text consultations were generally priced lower than voice consultations, and online consultations typically commanded higher prices than offline consultations. Based on the findings, the report suggested four measures for OMC platforms to gain a competitive advantage. Firstly, leveraging big data and AI technology to provide users with cost-effective and efficient consultation support services. Secondly, enhancing the user experience compared to offline medical institutions by reducing waiting times, offering comprehensive patient management services, and monitoring the consultation quality of doctors. Thirdly, utilizing big data technology and price advantages to match doctors with users based on their consultation needs, rather than solely relying on doctors' ranks. Lastly, exploring collaboration with commercial insurance companies to expand reimbursement options for OMC, thereby alleviating the consultation burden on users.

Keywords: Online Medical Consultation; Internet Healthcare; Pricing Model; Obesity

Contents

Abstract: Medical and health internet is a complex ecosystem that integrates digital technology with various aspects of the medical and health field, aiming to improve the quality, efficiency, and satisfaction of services for patients and consumers. This report focuses on the directional differences between the national and localized models of the medical and health internet. Through the analysis of optimization theory, game theory, and decision theory in operations research, it argues for the viewpoint that the localized model is better suited to adapt to local characteristics and demands compared to the national model. The report summarizes the overall output formula of medical and health services and through an explanation of the coordination coefficient K, it demonstrates that the localized model can achieve greater efficiency and output under certain conditions. Furthermore, the report briefly analyzes the feasibility of the localized model and the limitations of the national model through positive and negative case examples. It also proposes key methods and strategic suggestions for establishing the localized model, including the establishment of a unified localized patient health record system and a localized service distribution platform. Through the evaluation and prediction of this study, the report hope to provide valuable information for profes-sionals, policymakers, and investors in the medical and health industry to promote their strategic decision-making and planning, thereby driving sustainable development and innovation in the industry.

Keywords: Medical and Health Internet; Industrial Digitalization; Localization Model

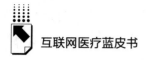

互联网医疗蓝皮书

B.11 Research on the Impact of Internet Hospitals on the

Selection of Medical Institutions for Urban Residents

Shen Xingxi / 166

Abstract: Hierarchical diagnosis and treatment is a key measure for China to optimize the allocation of medical resources. However, due to practical problems, there is an imbalance in supply and demand structure of medical resources in China. Considering that the emergence of new medical treatment modes such as Internet hospitals is expected to provide a new path for hierarchical diagnosis and treatment, this report constructs a theoretical model to describe the relationship between Internet hospitals and residents' choice of medical institutions. The empirical results show that the emergence of Internet hospitals can significantly improve patients' understanding of their own health. After the emergence of Internet hospitals, the probability of residents going to high-grade hospitals for medical treatment dropped by 5. 3 percentage points. At the same time, the impact has obvious heterogeneity, that is, the proba-bility of people with chronic diseases and people under the age of 60 going to high-grade hospitals for medical treatment has dropped more. Therefore, in order to better play the role of Internet hospitals in the process of hierarchical diagnosis and treatment, this dissertation puts forward some countermeasures and suggestions from the government and hospitals sides. Government departments need to further optimize the policy environment of Internet hospitals by strengthening access management, eliminating fuzzy borders of supervision, standardizing follow-up consulta-tion requirements, optimizing cross-hospital information transmission, and breaking through medical insurance payment barriers. The hospitals need to expand the coverage of the population by strengthening education for chronic patients and providing convenient services for the elderly, which can further realize the sinking of high-quality medical resources.

Keywords: Internet Hospital; Choice of Medical Institutions; Hierarchical Diagnosis and Treatment

Ⅳ International Reference Report

B.12 Singapore's Healthcare System: Effectiveness,

Fairness, and Innovation

Gu Qingyang, *Jiang Tianbao* / 192

Abstract: Singapore's healthcare system is widely recognized as an efficient, fair, and innovative model. The key to its success lies in highly specialized medical services, equitable service supply, and continuous innovation. The government, market, and social forces are fully mobilized to improve the medical system through continuous innovation, provide high-quality medical services, and control medical costs. The control of the quantity of suppliers, an effective bidirectional referral system, and the widespread application of smart healthcare provide meaningful reference experiences for other countries. Singapore's experience shows that digital healthcare has great potential in improving efficiency, enhancing fairness, and sustainability.

Keywords: Singapore's Healthcare System; Healthcare Service; Digital Healthcare

S 基本子库
UB DATABASE

中国社会发展数据库（下设 12 个专题子库）

紧扣人口、政治、外交、法律、教育、医疗卫生、资源环境等 12 个社会发展领域的前沿和热点，全面整合专业著作、智库报告、学术资讯、调研数据等类型资源，帮助用户追踪中国社会发展动态、研究社会发展战略与政策、了解社会热点问题、分析社会发展趋势。

中国经济发展数据库（下设 12 专题子库）

内容涵盖宏观经济、产业经济、工业经济、农业经济、财政金融、房地产经济、城市经济、商业贸易等 12 个重点经济领域，为把握经济运行态势、洞察经济发展规律、研判经济发展趋势、进行经济调控决策提供参考和依据。

中国行业发展数据库（下设 17 个专题子库）

以中国国民经济行业分类为依据，覆盖金融业、旅游业、交通运输业、能源矿产业、制造业等 100 多个行业，跟踪分析国民经济相关行业市场运行状况和政策导向，汇集行业发展前沿资讯，为投资、从业及各种经济决策提供理论支撑和实践指导。

中国区域发展数据库（下设 4 个专题子库）

对中国特定区域内的经济、社会、文化等领域现状与发展情况进行深度分析和预测，涉及省级行政区、城市群、城市、农村等不同维度，研究层级至县及县以下行政区，为学者研究地方经济社会宏观态势、经验模式、发展案例提供支撑，为地方政府决策提供参考。

中国文化传媒数据库（下设 18 个专题子库）

内容覆盖文化产业、新闻传播、电影娱乐、文学艺术、群众文化、图书情报等 18 个重点研究领域，聚焦文化传媒领域发展前沿、热点话题、行业实践，服务用户的教学科研、文化投资、企业规划等需要。

世界经济与国际关系数据库（下设 6 个专题子库）

整合世界经济、国际政治、世界文化与科技、全球性问题、国际组织与国际法、区域研究 6 大领域研究成果，对世界经济形势、国际形势进行连续性深度分析，对年度热点问题进行专题解读，为研判全球发展趋势提供事实和数据支持。

法律声明